一部能够从根本上改善人类体质现状的书

中国人体质权威读本

中国传统养生保健方法系统整理研究课题成果

解密中国人的
九种体质

王琦　田原著

为什么你比别人更怕冷？
什么原因让你容易肥胖？
痛经和长斑是正常的吗？
总是感觉疲惫预示了什么？
你的家人、孩子是过敏体质吗？
失眠和抑郁的问题可以解决吗？
…………
在这本书里你都将找到答案

中国中医药出版社
·北京·

图书在版编目（CIP）数据

解密中国人的九种体质/王琦，田原著．—2版．—北京：中国中医药出版社，2009．5（2018．4重印）
ISBN 978-7-80231-641-6

Ⅰ．解…　Ⅱ．①王…②田…　Ⅲ．体质—研究—中国
Ⅳ．R195．2

中国版本图书馆CIP数据核字（2009）第061536号

中国中医药出版社出版
北京市朝阳区北三环东路28号易亨大厦16层
邮政编码　100013
传真　010 64405750
三河市同力彩印有限公司印刷
各地新华书店经销
*
开本 710×1000　1/16　印张 16　字数 224千字
2009年5月第1版　2018年4月第2版第16次印刷
书　号 ISBN 978-7-80231-641-6
*
定价 48．00元
网址 www．cptcm．com

社长热线　010 64405720
购书热线　010 64065415　010 64065413
书店网址　csln．net/qksd/
新浪官方微博　http：//e．weibo．com/cptcm

亲爱的朋友，在开始了解你的身体之前，我们先来做一个游戏。

一点都不复杂，你只需要拿出一分钟的时间，按照规则将它画完，就会发现你的身体缺少的是什么，需要的是什么。现在就拿起手边的笔吧：

规则 1：每条线段代表一种生活状态，线段上分为 10 个小格，每格是 1 分，给自己打了几分就在哪个小格上用笔点上。

规则 2：将你所画的点，用线连接起来。

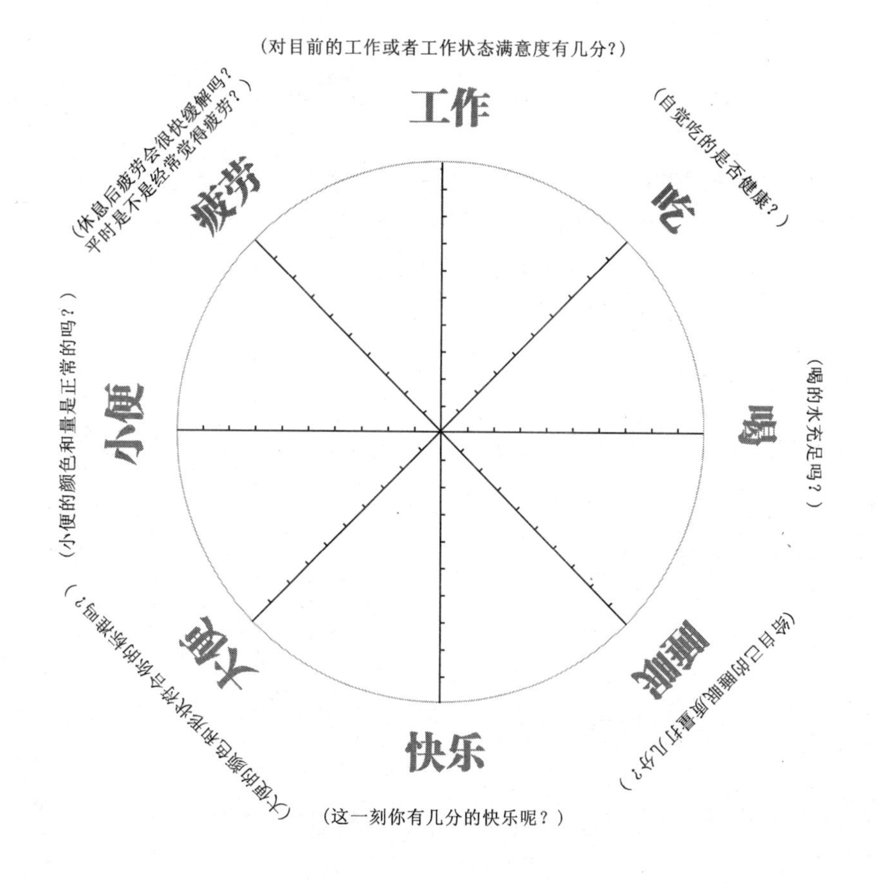

（提示：越靠近中心的点代表程度越低，越靠近边缘的点代表程度越高。）

没事儿的时候，喝杯热茶，再把这张小图拿出来仔细画画，你会发现，自己的每一阶段都会有不同的形状。

好了，做过小游戏，让我们马上开始了解体质之旅吧——

写在前面的话

1. 你了解自己的身体吗?

我和大家一样，非常在乎自己的身体，并且总想知道更多一些关于身体、健康、疾病的秘密。5年前，我开始观察身体的变化，倾听身体的“语言”，并试着记录下来，方法非常简单，就是用心感觉自己的胖瘦、口味的变化、睡眠的好坏、心境的波动，有时甚至是梦境的改变等等，希望在这些变化中找到规律以及一些隐喻。因为我发现，在身体的问题上，或者健康，或者生病，其实我们都不够清晰，很容易健忘，大概就是老人常说的“好了伤疤忘了疼”。所以我决定用这样的方式检索自己的身体，在意“她”的表达，尝试了解“她”的细微变化。

为什么会这样额外地给自己增加负担呢?因为恐惧。和我们在一起的现代医学，伴随了我们很久很久，但是今天，当仪器告知你是这里长东西，那个指标有问题的时候常常是真的病了，“石润而雨”，其实许多病在没有发生之前就有了征兆和功能失调的变化了。

在你我身边，可能经常听到这样的对话：

“为什么我连喝水都胖，别人天天吃肥肉都不长胖?”

“有什么药能把我脸上的痘弄下去?”

“为什么我反复地感冒，一次刚好，一次又来?”

“我的过敏是不是一辈子也不会好了?”

“感冒太难受了，我周围的人都把我当成病毒，我一咳嗽他们就把嘴给捂上。”

“我为什么总是有气无力，病了吗?会死掉吗?”

“爷爷死于肺癌，爸爸死于肝癌，我怎么办?”

…………

而当我们对自己的身体有所了解后，就会发现，一切都是可以改变甚至可以掌控的，因为很多病痛都是我们自己一手制造的。既然如此，我们完全可以原路返回。

我们可以这样思考一个问题：在每个人的身体深处，究竟是什么在导引着疾病的走向？是什么物质或者元素？还是不良习惯？应该说，仅仅那些错误的习惯就足够了。它像我们信用方面的不良记录一样，累计下来，最终使我们陷入了各式各样的健康阻碍之中。

那么如何完成对身体表现的认知呢？很简单，就是深入了解自己身体的性格。

回忆过去，我们似乎更愿意将身体的事情交给大夫去打理，因为在身体不舒服的时候，大多数人第一个想到的就是寻求医生和医院的帮助，尽管有的时候还不到“病”的程度，只是感觉身体不对劲儿了，莫名其妙的不舒服——失眠，头痛，时常觉得没有力气，情绪低落，心情郁闷，身体各处隐隐地酸疼……

但是到了医院，你却发现：对于这些情况，即使是一位充满爱心的医生也是爱莫能助。他或许会为你开出一摞检查单据，在经过仪器的仔细检查后，负责任地告诉你：没事儿，你这是亚健康，最近工作压力太大了吧？调整一下就好了。然后，你带着医生开给你的谷维素，连同疑惑和失望，回到生活中，继续忍受着这些不舒服。可是你还是困惑，因为身体还是难受，并且越来越恐惧不安，这种状态持续下去，最终会走向一个什么样的结果？身体的明天或者未来你感觉无从把握。

接下来，亲人们劝你调整一下心情和生活状态，可是却没人告诉你一种具体的调整方法。

一位朋友不久前查出2型糖尿病，这种病现代人都叫“富贵病”，可是这位朋友之前家境一般，近几年生活刚刚好转，可以享受生活了，他却查出了糖尿病，后半生都要严格忌口，还要打胰岛素来维持。他想不通，还没有开始享受，为什么就得了“富贵”的糖尿病？

如果用中医体质学——九种体质的角度重新审视他，就会发现，他是标准的痰湿体质，我们不妨称作“痰派”。明显的体征就是：肚子大，绵软无力，常常觉得胸闷、痰多……这种体质的人，易得糖尿病、冠心病等病症，如果再有家族史的话，得糖尿病的概率就更大。

在知道了自己的体质后，他恍然大悟，他说一直以为脸色和体型是天生的，至于胸闷和痰多，似乎从来没往心里去过。他感慨地说，如果能早一些知道自己是这种体质，有得糖尿病的倾向，一定在饮食、起居上多控制，少吃肥腻，多吃点儿青菜萝卜，“痰湿”就会在生活细节中点点化掉，也许就不会走到今天这种地步了。

这世上最买不到的就是后悔药，但是，我们能够早点知道一些身体的真相并加以预防。

“中国人的九种体质”，这是一个揭示身体真相的命题，是王琦教授和他的团队经过几代人的努力，历经三十余年的时间，在东方生命科学这个5000年的百花园里找到的答案。它的出世，不仅为今天的医学模式提供帮助与转型，更为我们每个人的健康找到了个体化的基本保障。今天，我们可以在中医高等学府里找到中医九种体质的教材；可以在国家科学技术领域看到颁给“九种体质”的奖项，可以在王琦教授的一次次讲座里唤起共鸣。他告诉我们，了解九种体质，找到自己身体的性格，就会避免很多不必要的痛苦；他指出，我们每一个人都有一种主导的体质特征，这是我们体质的轴心，是许多疾病发生的土壤，如果我们能够知道这些主导特征是什么，那我们就能够更好的理解和超越那些等待我们的疾病陷阱。

这是一把神奇的钥匙，用来开启我们的身体，触摸身体的奥秘，感知身体的性格，使我们全面地了解自己，帮助我们规划健康的未来。现在，邀请您跟我一起看看体质分类法。

2. 九种体质的主要特征

将九种体质全部学习并解密清楚，这使我每天都处于兴奋之中。因为我发现了很多秘密。我明白了，对身体语言的无知是我们造成疾病的最大危害。

过去，我们接受的关于身体的理念和观点，已经被“格局”到了成为习惯，而我们的大部分决定与行为都来源于这些习惯的导引。我们一直在以有限的目光看待身体这个无限的“宇宙”。甚至我们忘记了身体的智慧，因为生命的复杂性，远远不是仪器打出的长长的检测数据能够描述清楚的。

当了解了九种体质，并对照你和家人的体质以后，就会有一种恍然大悟的感觉，许多以前觉得疑惑和不解的事情，在经过反思后，都变得顺理成章了。更重要的是，发现一直以来，我们对待身体的态度是有缺陷的，而现在，我们有了改变这些缺陷的方法。这些方法能够简单地建立起我们与“身体”的合作关系，减少许多的苦恼和麻烦，从而改变了我们的世界。

这样的观察很有意思，一旦了解了身边朋友的身体形象，就理解了他们的很多举动，并且能够提出一些积极的建议，这种感觉非常美好。

先说说朋友的事儿，他们夫妇总是吵架，因为丈夫很懒，不爱早起，不喜欢做家务活，不能长时间陪她逛街，说话永远低声低语；在路上同时淋了雨，妻子什么事儿没有，丈夫却得了感冒，卧床很多天才起来……这些年她尽管知道丈夫的体质差，但在心里她仍然很不满。对丈夫的判断还有懒惰，一个男人，这样没有力量……

在深入了解了九种体质后，我打电话告诉她，她的先生是以气虚为主的体质，她也是恍然大悟一般，说丈夫小时候得过重病，如果从这个角度来说，丈夫其实很不容易，一直在和容易疲惫的身体抗争，他在事业上已经很努力，做得很出色了。妻子彻底理解了丈夫。他们接受了我的调体建议，开始了积极地调整，不到半年的时间，丈夫的身体明显改善了，丈夫对妻子说，有活力的感觉真好，只想每天跳起来做事。

体质差应该怎么办？体质可以改变吗？当然。但是最主要的，你是什么体质呢？现在，就把九种体质简单的与您分享，以便有一个初步的了解。

体质一：怕冷派

这是“传说”中的阳虚体质。冬天穿棉衣、夏天穿短袖，这些对普通人来说是再正常不过的事情。但是却有一类人群，即使在最热的时候也要穿长袖衬衫，更有甚者夏天穿毛衣、棉衣，三伏天，别人开着空调才觉得舒服，他却要“全副武装”，孤独地承受着冷的感觉。因为他是阳虚体质，体内阳气不足，身体就像冬天少了火炉的房间，从里到外的冷。

体质二：缺水派

与之相反，另外一个群体的奇怪现象是，喜欢冬天吃雪糕，因为有时候会觉得身体燥热，整体来说，喜欢那种在凛冽的寒风中吃着雪糕，里外都透心凉的感觉。晚上睡觉的时候手心、脚心发热，恨不得在脚底下放上冰块儿。所有人都认为这是年轻，火力旺，殊不知，这样的人可能是阴虚体质。

体质三：痰派

除了这些比较特殊的情况，一些普遍的现象也都在透露与体质相关的信息。比如前面说过的那位糖尿病朋友，只不过痰多点，肥胖点，脸上油多点，眼泡爱肿点……我们每天上班、下班的路上，地铁里、商场里、学校里，像这样的人还真不少，而肚子大、脸上油稍多的人儿可能就是痰湿体质。

体质四：长痘派

还有和“痰派”有点相似的湿热体质，这种体质的人在外观上应该最好辨认，一张冒油的脸和满面痘痘是明显标志。有的人认为长痘不一定是坏事儿，说明还年轻，还有长“青春痘”的本钱，其实是体内的湿热过重，里面又不“通风”，它们只好变成痘子往外挤。千万不要以为用香皂洗脸，脸上不擦任何东西，这些“油痘”就能消下去，这些痘子的根在体内，这种体质的人却偏爱吃辣，越吃热就越重，痘子就越多……

体质五：气短派

现在，减肥成了女孩子们的必修课，不管真胖假胖，也一定要减肥。但是你发现了吗？减肥后的女孩子，特别是“饥饿疗法”减肥后的女孩子，脸色柔白，说话的声音变轻了，行动起来羸弱了，看上去轻飘飘的，楚楚动人却成了气虚体质。气不足，自然没有办法对抗来自外界的病邪，于是感冒成了家常便饭，感冒了还不容易好，柔弱的美人，变得更加柔弱。

体质六：长斑派

与长雀斑、蝴蝶斑、老年斑有关的是血瘀体质，如果有人经常为痛经而烦恼，就更需要了解一下这种体质。所谓不通则痛，而瘀则不通。如果把血液比作身体里的河，痛经就是因为河道里有淤塞的地方，所以止疼片不管用，热红糖水不管用。哦，对了，如果你的身体经常出现莫名的瘀青，就必须要留意自己的血瘀体质了哦！它可能跟很多种疾病密切相关。

体质七：郁闷派

近年来演艺圈艺人频发抑郁引发自杀事件。我们这一生当中，或多或少都有抑郁的时候：跟领导吵架了，跟妻子或丈夫窝气，跟同学、老师闹别扭，事业出现了阻滞，理想被现实打击……这么多的原因能够让我们郁闷，但是为什么不是每个人都得抑郁症？每个人都有抛弃生命的想法？大多数时候，我们能够从抑郁的情绪里走出来，没走出来的人儿多数是气郁体质。王琦教授说得好：气郁体质的人在天桥的这端，抑郁症就在天桥的那端，近吗？一步一步地走过去很近。远吗？当你意识到了而转回身的话，就会离你越来越远。

体质八：过敏派

然后，还有发作起来让人生不如死的过敏——同在一间屋子，窗外偷偷飘进一片柳絮，悄悄地来又悄悄地走，别人只是揉揉鼻子就过去了，你可惨了，不停地打喷嚏，鼻涕、眼泪一起流，最后还“流”进了医院里，医生说：过敏了。你可曾想过，为什么一屋子的人唯有你过敏呢？还有海鲜过敏、鸡蛋过敏、牛奶过敏……无所不在的过敏原你怎么才能躲得开？远离过敏原只是一种不得已的办法，想要治本，还得调整你的特禀体质。

体质九：健康派

一，二，三，四，五，六，七，八，哦，原来还落了最重要的一种——人人渴望的平和体质。

平和体质的人发黑如墨，脸色红润，身材匀称而充满活力，他们的性情开朗、阳光，绝对不会为小事斤斤计较，也不会轻易郁闷或动怒。平和质，不只是一种体质，而是一种生活状态，一份对健康的美好愿望，一个和谐生命的范本。

当然，九种体质并不是一个固定不变的系统，而是一个动态的模式，它们之间又有着千丝万缕的联系，正如中医的金木水火土一样，它们相生相克，循环往复。

所以说，我们每个人实际上都同时拥有这九种体质的潜质，但是我们最应该搞明白的是，我们此阶段或者彼阶段最突出的体质特征。这是我们的身体在此阶段或者未来出现问题的主要因素，及时调整它，问题就被扼杀在摇篮里了。

3. 我们需要个性化养生

2008年，可以称其为是养生保健年。在这个时段里，关于健康的词句随处可见，各种养生保健书籍纷纷涌向市场，养生讲座、讲堂也在电视台先后开张，养生保健成了流行主题。这使我想起过去了很久的现象：三株口服液，保健品，健身操，减肥以及各种和保健有关的事件。应该说，健康的生活是人类不朽的追求，但是，这里面有两个需要澄清的问题：

首先，过犹不及，因为已经有智者在提醒过度养生的问题。

其次，在这么多养生方法中，究竟哪一种是适合你的呢？哪一种是适合他的呢？或者说，既然没有一片相同的树叶，那么，什么人该用什么样的方法呢？

如果说我们这番良苦的用心与别人还有什么不同，那么可以说，就是强调“每个人都是不同的，即使体质近似，也要因人制宜”。

我们这本书，就是希望能从“中医体质学”这个角度，帮助你轻松判别自己的体质属于哪种类型，再告诉你一些适合自己的简便易行的养生、保健、祛病的方法。同时，我们也尝试着用文字经营出这样一种氛围：理性，又不缺温暖；客观，也不乏关怀。

通过中医体质学这扇门，我们都将重新认识身体的个性，找到属于自己的生命色彩。而这，才是成功人生的基石：

第一，可以解除莫名的恐惧。

我们身边有很多这样的人，他们有一份好工作，或者已经有了良好的事业基础，家庭美满、幸福，这样的人几乎被所有人羡慕，他们自己也清楚，按照一般的标准，他们应该知足了，但是却仍然感觉缺点儿什么。为什么会有这种感觉呢？是因为日渐增高的肚子和血压？还是因为长久而沉重的疲惫感？或者是挥之不去的空虚感？事实上，这些是我们内心隐隐的痛，也就是恐惧，因为我们还无法掌握自己的身体，也就是无法把握我们的幸福未来。有一句话这样说，快乐与痛苦之间，富有与贫穷之间只有一场病的距离。

第二，发现自己“智的直觉”。

一个健康的人必定是清晰的，有着异乎寻常的“智的直觉”。他对于世界的理解和感悟就是对自己身体的理解和感悟。当你发现了这些“能力”的时候，你会无与伦比的快乐。

正如每个人都希望自己拥有的东西是最特别的——最特别的车，最特别的衣服，最特别的才智……那么给身体一份最特别的关爱吧。

九种体质，每种体质必定对应着某些疾病，“九种体质，一种平和，八种偏颇”。这8种偏颇的体质，就像通往疾病的8座桥梁，关键的是要找到属于你的那种体质，你正在走的那座桥。这样的桥，每向前走一步，就离疾病更近一些，但是如果我们已经发现了这座桥的秘密，提前看到它通往的不是美丽的风景，而是悬崖峭壁时，我们就能够即时掉转脚步，向反方向行走，每走一步，就离疾病更远一些。

我们可以将《解密中国人的九种体质》当成一本认知身体的启蒙读

物，你看到的文字背后，还有很多奥妙，需要独自体会与感悟，那些就是关于身体、关于生命的奥秘。细细读下去，最终会帮助你找到生命变化的规律。

一方水土养一方人，我们会随着年龄的增长，境遇的改变，形成一个色彩鲜艳的自己，我们的身体也因此不同，他们拥有自己的智慧、兴趣和防御系统，乃至盲区。正像人与人之间的性格不同一样，每个人的生活都与众不同，那么不同的人，是否应该拥有不同的养生保健方法呢？

送出一句良言：治病是医生的事儿，了解身体是我们自己的事儿。

田 原

2009年4月于北京

目 录

体质一：阳虚体质——怕冷派

人体是一个小宇宙。我们的体内，有自己的小太阳，也有为青春、健康散发着光热的活力之源——阳。当你看到有的人夏天不敢开空调、吹风扇；有的人穿着秋衣、秋裤、厚袜子；还有人夏天不敢喝冷水、吃西瓜；怕冷、怕冷，还是怕冷……这就表明：他们体内的“太阳”被阴霾遮住了，他们生活在冰凉的世界里……

体质二：阴虚体质——缺水派

在我们每个人的身体里，都蕴藏着生命之泉，我们叫它“津液”，如果相对于阳气来说，这些津液就是“阴”。口腔、关节、肠道、汗腺……它们无处不在。没有了津液滋养，皮肤就像失去了灌溉的土地，没有了水嫩和光彩；心灵没有了津液滋养，心神失去了控制，情绪急躁不安；肠道没有了津液滋养，干燥如失水的河道，只能让“淤泥”搁浅。阴虚之人，你口渴吗？便秘吗？烦躁吗？犹如一个美好的春天，好久没有了雨露的滋润……

体质三：气虚体质——气短派

我们的身体内有很多种“气”，它是生命的能量——如果宗气不足，就不能贯注喉咙，所以声音轻了，说几句也会气喘吁吁；脾气不足了，全身肌肉也就无力了；心气不足，心跳就失去了秩序；卫气不足，仿佛护城墙不坚固了，病邪乘虚而入，你会反复感冒。

体质四：痰湿体质——痰派

八九点钟，为什么想睡回笼觉？

也许，你的小脾阳是为“湿”所困，为“痰”所蒙了。

早晨7点至9点，气血的周身循行正经过胃经；9点至11点，则居脾经。脾胃不足的症状，在这个敏感的时刻最容易显现出来。湿困脾土，便觉身体沉重，慵懒无力；痰蒙清阳，便觉心意疲惫，精力难聚。

体质五：湿热体质——长痘派

脸上起痘，背后、臀部也起小疖肿，用祛痘产品，大痘下去后，新痘又起来了；头发、脸上经常油腻，开口说话有口气；你感觉到压抑，所以急躁易怒；早上醒来，口干苦涩；白带色黄，黏腻不爽；男性阴囊潮湿、小便色黄……

这一切都在告诉你：身体内有了多余的湿，有了多余的热。了解了身体里面隐秘的湿与热，也就探察到了相关疾病的潜伏期。

体质六：血瘀体质——长斑派

在很多人的身体上，时常出现一种神秘的青紫色，它们像幽灵一样安静地出现，又悄悄地消失。这种瘀青俗称“鬼拧青”，正如天空在下雨之前总是乌云密布，风起电闪，那么，身体上这些神秘的青紫色又预示了什么呢？长期痛经，脸上长钞票纹、长斑、皮肤褐色如鳞状……这些和青紫色究竟有着怎样的关系？

体质七：特禀体质——过敏派

当有的人徜徉在天赐的自然乐趣中时，有的人却是如此难熬：花开妍丽，芳香四溢，他们不得不戴上加厚的口罩，绕道而行；肥蟹厚膏，美味养人，他们不得不紧守口忌，把垂涎直往回咽；亲友新房，淡漆余味，他们也不得不早早退席，长坐不得……

为什么？因为身体过于敏感，一遇着这些事物，马上反抗，不是红疹汹涌，身热困倦，就是喷嚏连天，涕水连连。

体质八：气郁体质——郁闷派

曹雪芹在开篇时便说林妹妹“五内郁结着一段缠绵不尽之意”，因着这缠绵，这郁结，让她隐忍到时时生痛。

这种郁结经年累聚，不时会掀起浪涌，急躁、易怒、愤世、自责，有“乖戾”一词，形容这种有如戾气爆发般的情绪失控，不同在于，有的人是对己苛刻，不能接受自己，追求不可能的完美；有的人是对人苛刻，不能容忍别人，妄求不可能的一致。

揭开其中谜底，除了心结，还因为她自己亦难明了的那种“气郁体质”啊。

体质九：平和体质——健康派

说平和是一种体质，莫不如说是一种态度，这态度遵循大道至简；尊重内在心愿；尊重人与人的关系；尊重人与自然的关系。饮食起居与天地相合，重新纯朴；精气神在旭日东升之时蓄满，精力充沛；作为与心灵祈愿相和，恬淡从真；与人相亲，待人宽容，不结中气……

后篇：人的“病”是否天注定？

体质一 阳虚体质

怕冷派

人体是一个小宇宙。我们的体内，有自己的小太阳，也有为青春、健康散发着光热的活力之源——阳。当你看到有的人夏天不敢开空调、吹风扇；有的人穿秋衣、秋裤、厚袜子；还有人夏天不敢喝冷水、吃西瓜；怕冷、怕冷，还是怕冷……这就表明：他们体内的“太阳”被阴霾遮住了，他们生活在冰凉的世界里……

◆ **我们需要了解的6个问题：**

1. 怎样判断你的身体是阳虚体质？
2. 阳虚体质容易得什么疾病？
3. 阳虚的症状有哪些？
4. 我们的身体为什么会阳虚？
5. 男人的阳虚有几种症状？
6. 如何改变我们的阳虚体质？

故事

下了几场雨，路边的树木已经抽出嫩芽。街上的时尚女孩已脱去棉外套，欢快地摆动起格子短裙。

李玉茹裹着厚实的羽绒衣，匆匆地从她们身边擦过，今天她去医院看病，因为冷，更因为害怕。

结婚五年了，无论春夏秋冬，一直是丈夫抱着入睡，每天晚上，玉茹冰凉的身体都会让丈夫打几个寒战，好几次，因为玉茹的身体太凉了，两个人都没有了亲热的兴致。

昨夜，因为丈夫第二天要出差，吃过晚饭，两个人早早地上了床，丈夫有些迫不及待，没想到，喝过了热汤的玉茹还是浑身凉的像冰块儿，期待着丈夫像以往一样的拥抱。可就这次，一抱到玉茹凉凉的身体，丈夫一下子不行了，任玉茹再努力，丈夫还是不行，两个人不悦而眠。下半夜，丈夫离开玉茹，第一次独自在沙发上过夜。

吃早点的时候，丈夫已经走了，餐桌上留下一张字条："玉茹，这些年来，每天晚上，我用自己的身体把你焐热，把自己变成了冰人，总是你先睡了，我再慢慢温暖过来，因为我爱你，这些我愿意做。可是，最近我们频频出现了"障碍"，其实……也许你不知道，因为你的身体，每次性爱我并不满足，想一想，这些年我们有几次投入的、完美的性爱？玉茹，我们都还年轻，这样的日子还要过多久呢?"玉茹裹在毛毯里，冷得瑟瑟发抖，看着丈夫的字条，眼泪止不住地流了下来……

为什么自己会那么冷呢？冷也是病吗？她不知道自己是怎么回事儿，但是，她还是决定去医院看病……在王琦教授的诊室里，玉茹含着眼泪讲完了自己的"故事"，一筹莫展，没想到，教授告诉她：只是阳虚了，用中药调理一段时间，很快会好起来……

一、体凉、畏寒、怕冷——其实是阳虚了

现实问题：说到阳虚，很多人似懂非懂，还有很多人会想到肾虚什么的，其实肾虚和阳虚不是一个概念。那么，应该怎样理解阳虚呢？

王琦解答：“阳虚”应该说是一个整体的概念，包括了肾阳、脾阳、心阳等等，通俗一点讲，就是生命之火不够旺盛。我们就把这一类人归为阳虚体质。其中，肾阳与阳虚的关系最为密切。

阳虚最典型的症状就是畏寒怕冷。北方民间有句俗语：傻小子睡凉炕，全凭火力旺。这句话听起来不雅，但是你仔细琢磨一下，很有意思，说的是傻小子没人疼，自己也不懂得养生，随便在哪里就睡觉了，可是为什么他不感冒、不生病呢？火力旺是什么？其实就是说他阳气旺盛，能够抵御外邪。

一部电影里有句台词，我忘记了是哪部电影，说：报告团长，共军火力太猛，我们无法靠近。什么意思呢？表现在战场上就是两股力量的较量，一方火力不够，就不能够有效地消灭敌人，火力猛的一方就会强攻；火力弱，只能选择以守为攻。那么在一个人来说，身体的阳气不足，生命之火不够旺盛，就不能够抵御外界寒冷的侵犯，包括自然界的风寒湿等等……总的来说呢，怕冷是一个人火力不足的表现。用中医的语言，就是阳虚。

现实问题：如果这个人平常特别怕冷，而且一年四季都这样，特别是冬天，手脚冰凉，喜欢吃热的东西，稍微吃一点凉的食物就容易拉肚子。平常精神不振，没有活力；观察舌象，白润润、水汪汪的；脸色柔白或淡白色；性格内向，不喜欢动，喜欢安静。这样的情况，是否已经成了阳虚体质？

王琦解答：可以这样说。在这里我想说明一点，很多人以为自己天生就是怕冷的人，不要这样单一地认为。感觉到有些怕冷，就要考虑找医生

看看，就是说平时大家要注意观察自己身体的一些变化，防微杜渐。

曾经有一位在党校工作的人，找我看病。本来看病就应该你来医院挂号诊脉。可是这个人非要把我请到他们家里去看病。于是我就问他：为什么要去你们家？他说我妻子实在出不来呀，外面太冷了。这样我去了他们的家。去了以后，好家伙，一个厚厚的棉被做成门帘挂在门口，说是为了挡住凉风。我进到这个屋子，其实里面温度还可以，是正常室温。可是病人说她浑身冷，死活也不肯从被窝里出来。我说你把手伸出来吧，我给你诊脉。她怎么也不肯伸胳膊，她说只要伸出来一点点就冷风刺骨。

在这样的情况下，我只好把手伸到她的被子里去给她把脉，又看了一下舌象，整个一个阳虚证。

原来这位女同志是一位中学老师。在一次回家的路上，遭遇了一场暴风雨，她又没有带伞，结果全身上下都淋透了。就这样一直裹着湿衣服回家了。因为她原本的体质就比较虚弱，被雨水一激，寒气内敛，损害了阳气，她就病了，表现为严重怕冷。我就给她开出了桂枝附子汤，为她慢慢温养阳气。温养了两三个星期以后，她又打电话让我给她开处方，我依然开的是这个处方；又过了三个星期左右，她打来电话，我问她现在怎么样了？她说现在好了，家里的帘子也拆了，人也可以在外面走动了，我听了也很高兴，我说你是“胜似闲庭信步”了。

还有就是开篇讲到的那个玉茹，当然是化名，她就说自己怕冷，她还说男人都快不要她了。我问她为什么？她说感情倒是挺好的，可是就因为怕冷，身体像冰块一样。整个晚上男人搂着自己，用他的身体暖都暖不过来；还有一个小姑娘，大夏天的，只要一进有空调的商场，五分钟之内，必定拉肚子，冬天睡觉一定要盖着电热毯，夏天睡觉也要盖棉被，因为冷呀。

这个现象，是需要我们高度重视的。为什么呢？因为在过去的临床中，如此阳虚的症状，只是上了年纪的男性多一些，或者年轻女孩多一些。可是现在不同了，好多都是 20 岁左右的青年人，他们正值青春年华，是早晨八九点钟的太阳，但是他们都有了很明显的阳虚症状了。

二、冰镇饮品，“冻伤”了我们的阳气

现实问题：“年轻时人找病，年纪大了病找人”。这句话大家都听到过，可是很多人不知其所以然。事实上，除了少部分人属于先天阳气不足，我们大部分人的阳虚都是后天造成的。都是生活中的小细节累积所至，那么，就先说吃喝吧。

王琦解答：首先就是饮食不注意，胡吃海喝。

1. 冰镇饮品，一点点损耗着阳气

冰激淋、冰汽水、冰镇啤酒，整个儿往肚子里灌，寒冷入肚，直接降低我们胃的温度，这不是身体内自然的调节，是从外面强行地侵犯！寒属阴，阴盛伤阳，直接攻击了位于中焦的脾阳了。

比如说冰镇啤酒，你一上来就要了5瓶，正常情况下，人的阳气本来是升发的，你咕噜咕噜5瓶下去，本来要升发的阳气都被你压住了。第一次可能也就是肚子凉点，多跑几趟厕所，如此喝的次数多了，就是对身体阳气的一次次攻伐。有些人在喝了冷饮之后，会感觉头部有刺痛感，仿佛被冰得“激灵”一下，心脏被揪住一般。人体感到最舒适的温度一般是零上21℃～24℃。而一般冰镇饮料的温度却在4℃以下。千万不要小瞧了“透心凉”的冷饮，它会一点一点侵犯你阳气的城墙，长此以往，慢慢就形成了阳虚体质。

我们就说西瓜，西瓜如果按照自然的规律，是夏天成熟的，属于凉性，正好可以消暑。我们在冬天也能吃到西瓜，还是从冰箱里直接抱出来的。别看你屋里有暖气，你的阳气可不管它，它跟自然界的阳气一样，正潜伏着呢。这种情况下你用冰镇的、寒凉的东西去刺激它，阳气当然就受损了。

2. 冷气下做爱埋下阳虚的祸根

夏天就可以夜宿野外吗？书上写得很清楚：“因于露风，乃生寒热，

是以春伤于风，邪气留连，乃为洞泻”。

有星星的时候，就是不能再露宿的时候；有露水的时候也是不能够露营的。夜晚是阴，水也是阴，两阴结合更是加倍，是会“呛”坏阳气的。同样的道理，现在家里都有空调，年轻夫妻开冷气做爱，很容易就留下了阳虚的祸根。

3. 熬夜慢慢消耗着阳气

熬夜容易伤阴，其实熬夜也会伤阳！自然界有生长收藏、升降沉浮的过程，夜晚一定是阳气收敛和休息的时候。人也是一样的，但是我们在这个时候不好好休息，还要继续工作，阳气不但潜不进阴里去修复，还要透支地挥发功能，怎么会不伤呢？

其实养阳气和我们“攒钱”差不多，成功的企业家，慈善家都是从小精打细算的人，非常节俭。而现在很多人不尊重金钱，不管有没有钱，似乎钱是他的奴仆，可以随便浪费，支配。还有一些人，没有“大钱”，“小钱”随意花，结果一生都没有富裕过。

在中医看来，肾阳是一身阳气的根本，是人体一身阳气的源泉。

古人非常看重自身的阳气，将它们比作天上的太阳。一个人只要阳气衰减了，身体就会出现畏寒、倦怠、手足冰冷、食欲不振等等的症状，生命质量越来越差。为什么老年人容易出现这些表现？那是生命的自然进程，阳气是一个慢慢消耗的过程，阳气的衰减基本上等于生命活力的衰减，一些疾病的产生也是由于这个原因。只不过有些人在人为地加快，有些人则放缓了脚步，这种放缓就是养护。

现实问题：一位壮年男子下班回家，因为热，将一瓶冰镇啤酒一饮而尽，导致突发心梗身亡。这个事件向我们提出了两个问题——突发心梗身亡是巧合还是已存的隐患？夏天暑热难挡，不应该喝冷饮吗？

王琦解答：一瓶冰镇啤酒导致突发心梗身亡，我先回答这个问题。西医认为：食道在心脏后面，胃在心脏下面，冷饮会迅速降低食管和胃内的温度，心脏表面受寒冷刺激可诱发血管痉挛，继而导致猝死。

那么中医又是怎么看的呢？我们都知道古代传说中的女娲造人，吹了一口仙气，泥人就活了起来。这是个传说，但是为什么是一口“仙气”而不是多造一条胳膊，三条腿呢？其实这一口“仙气”就是可以使体内气血流动的阳气。同样是气血有情之品，同样是一团血肉，气血流动的就是活人，不流动的就是亡人；脏腑功能发挥作用的就是活人，停止工作的就是死人。而气血津液的循环流动，脏腑的功能发挥，都要靠阳气发挥巨大的温煦推动作用。冰镇饮品恰恰就消耗、抑制了这股阳气，使得血液循环速度减慢，脏腑功能减弱，血管收缩不利、堵塞，最终导致心肌缺血坏死而死亡。

虽说夏天暑热难挡，但是热有热的道理呀！夏天我们为什么会感觉热？

第一，外界温度过高。天人相应，人体内脏腑的功能就活跃，基础代谢率高，产生的热量多，体温自然就上来了。

第二，汗液，尿液，口腔、呼吸道黏液，虽然这些是用来蒸发降温的，但是高温环境下体液流失过多，补充不足，便又导致了阴虚烦热，也就热上加热。

那么喝上几瓶冰镇饮品，能否解决这些问题？

实际上，在正常的生理条件下，身体有着一套完整有效的体温调节系统。根据四个季节的寒、暑、冷、热，将我们的体温控制在相应的温度中。但是呢，对于体温调节系统来说，夏季的防暑降温是一个复杂的过程，因为体内不仅要有效地促进汗腺分泌大量汗液，降低表面温度，更重要的是，在大量出汗的前提下，可以有效地调节体内水液代谢平衡、吸收消化平衡。也就是说，体温调节不仅仅是出汗降温这个结果，而是从出汗、降温⟶阴液亏虚⟶口干渴，刺激机体喝水补充⟶加强胃肠吸收⟶加强血液运输……这样一场“战役”。

通常情况下，冰箱中冷藏的食物与饮品都要比人体胃内温度低

20℃～30℃。过冷的饮食在进入到胃内之后，就会导致黏膜上的血管急剧收缩，甚至痉挛。这时胃黏膜会出现缺血的情况，致使胃酸、胃蛋白酶分泌减少，导致胃的消化能力、杀灭细菌能力、免疫能力出现不同程度的降低。而从中医的角度来看，冷饮重伤了脾胃阳气，导致了脾气运化能力减弱。

其实即便不是冷水，人在很渴的情况下，一口气喝大量的水进去，也会伤害脾阳。补充进来的水不但没有解渴，反而变成了水湿乘虚而入，于是腹胀、便溏、大便水泻，浑身困重。这些症状都表明：脾胃阳气深深被冰冷的水湿困缚，运化功能开始衰退了。何况寒冷的水，根本无法转化成为人体正常的阴津，反而成就了大量的寒湿。这就如同冬天的时候，我们向花园的土地上泼了一盆水，这些水还没来得及渗入到深层的土壤中，就已经冻结成了寒冰。

大量冷饮进入人体，脾胃阳气受到损伤，无法运化这些水液。面对这种情况，身体通常会采取一些应急措施。比如加强血液运行，缓解胃部血管收缩，增加尿量，加强汗液排放。很多人喝冷饮后困倦，躺在床上小憩后，会出一身大汗，被子、床单都湿了。这可不是阴虚内热导致的盗汗，而是心脏加强功能后，代偿出来的水湿之汗。

其实，这一觉睡得不会太安稳，不是梦多就是辗转反侧、似睡非睡。为什么？心脏在做功呀。它通过加强血液循行，将停滞在胃中的冷饮都代谢了出去。这也符合了中医五行的“子病犯母”。心火生脾土，脾土是子，脾胃阳气受困，解决不了的问题自然就摆在了心火这个母亲面前。

开始，母亲年富力强，阳气还很充足，可以越俎代庖，解决这个麻烦。但是长此以往，阳气逐渐被消耗，就慢慢形成了阳虚体质，再也无力堪此重任，最终导致饮冷后突发代偿崩溃，不仅拯救不了脾胃被困缚的阳气，就连自己的阳气也被阴寒水饮困结而致猝死。当然，也有人会出现休克，原理是一样的，只不过病理程度减轻了而已。

三、不当的清热解毒，压制了阳气

现实问题：我们看到，一入秋冬季节，医院里打吊瓶的景象堪谓大观，走入每一家医院都会看到这样的场景：病房里，过道两旁，到处都是打吊瓶的人。一条条透明的塑料管线，将冰凉的药液输入人体，直接进入血管，有些人不忍寒凉，将一个热水袋放在冰凉的手臂上……

王琦解答：的确，抗生素杀菌，对于炎症，感染这类实证、热证效果很好。抗生素就像中医的清热解毒药。但如果不加辨证，大剂量使用，一味的清热解毒，对待细菌就像秋风扫落叶，就算病情缓解了也不肯停止。细菌是杀死了，阳气也克伐了。

还有排毒养颜，芦荟本来是清热解毒的，现在用到了美容上。有一些医生，来个病人，只要脸上长东西，那是热，就必须清热解毒。这种滥用、滥治的情况应该引起大家的重视。

有个女孩子长痘，甲医生就给开了处方：蒲公英啊、菊花啊、紫花地丁啊……一派寒凉；乙医生一看，哟，蒲公英才 20g，败火力量不强啊，我给你加到 30g，再来点苦寒的，苦参、黄柏、黄连等等；到了丙医生那里，黄连才 5g，不行，再加 5g……完了，痘疮一点没下去，身体倒冷得要命，夏天坐哪儿都得披个衣服。事实上，她本身是阳虚，可能由于某种原因感染上了风热，而造成了阴阳二气上下不协调，上热下寒，所以表现出热或寒热并存的症状。这么清热解毒，热没清，阳更虚了。

现实问题：更多的人在感冒发烧的时候，愿意选择使用青霉素一类的抗生素。抗生素和清热解毒之间是什么关系？

王琦解答：最早发现的青霉素是从青霉菌培养液中提取出来的，可以有效地抑制很多种菌丝生长，其作用类似于清热解毒的功效。

青霉菌生活在阴暗潮湿的环境里，终年不见阳光，它本身也变得味苦而性寒，和周围的环境很好地融合在一起。按照中药的特性气味分类，青霉菌可以归属于苦寒药物之中。

但是，在中医的治疗方法中，对于苦寒药物的使用有着一个明确的指示——中病即止。意思就是说，在治疗实热证时，一旦苦寒药物发挥了作用，我们就要减轻药物的剂量。在疾病急性发作的时候，矫枉过正是准许的，但是到了疾病的缓解期、消退期，就得控制了。

既然抗生素有清热解毒的功效，使用起来就应该遵循这个原则，不能过分依赖，过量服用。疾病缓解就应该及时减轻用量，否则正气损伤了，抗药性就出现了，抗生素最终从清热祛邪走向损害机体、消散阳气。

四、阳虚了，疾病就找来了

现实问题：如果我们的身体出现了某些问题，首先应该考虑自己是什么体质。那么阳虚体质的人，又会有怎样的发病倾向呢？

王琦解答：阳气虚的人容易得痹证，因为风寒侵袭时，阳气抵御的能力不够，温煦的能力不够，风寒湿三气合而为痹，中医讲痹证，“痹”就是不通，就易得关节炎、咳嗽、哮喘、慢性肠炎、泄泻、男子阳痿、女子痛经……

我们可以把阳气看作我们身体的太阳。有这样一句话：“天之大宝，只此一丸红日；人之大宝，只此一息真阳”。

现在我们医院里每年都有很多韩国的女人来针灸，不是因为她们喜欢针灸，是因为她们腿疼。年轻的时候，为了漂亮，冬天也穿裙子，四十几岁，就出现了问题，那为什么容易在关节发病？在胃肠发病？就是说平时你这一块有失养护。伤了肺的时候，就咳嗽；伤了肌表与肌肉经络的时候，就容易得痹证；脾阳受伤的时候，就泄泻。

现在中国的女孩子也流行露脐装，低腰裤，年轻的时候阳气比较旺盛，还能够承受，随着年龄越来越大，阳气减弱，身体就会出现一些病理反应，出现关节炎以及阻、瘀、滞等各类病症。有一句话说得好：你的未来一定是你的过去。

现实问题：说到阻、瘀、滞，有一个生活中的例子。在北方，冬天要取暖，就把“铁筒”里面的水烧热，以散热取暖，北方人叫暖气。在每栋楼里，暖气都是连着的，但是有的人家是热的，有的人家就是凉的。面对这种情况，水暖工人解决的办法很简单，将最上层的放气阀门打开，放气，很快气就贯通了，家家都热了。这里也出现了一个问题：人的阳虚，具体是哪儿虚呢？

王琦解答：阳虚是一个总的表达，你这个人阳虚怕冷，是由于身体脏腑功能失调，可能和他人的阳虚还不一样。所以肺阳虚的人，他可能是咳嗽、哮喘，当以温药和之；卫阳虚的时候，他可能就是怕冷，四肢不温，对冷空气的耐受差，但他只表现在外，没有什么咳嗽、喘这些东西；而脾肾阳虚就表现为拉肚子。

比如好多人的胖是因为阳虚造成的，那就是脾阳虚的问题。古籍记载说：面白阳虚之人，体型丰腴。从临床观察来看，年轻人很瘦的也有阳虚的，四五十岁这个人群呢，肥胖的人阳虚多一点。

上面这个例子虽然不很恰当，至少能给大家提供一个不同的思维方向——“铁筒”不能散热，这是“不通”，和阳虚之人的怕冷有相同之处。显然，水暖工人的办法是对的。但是在生活中，一提到阳虚，提到温阳、壮阳，大家首先就会想到鹿茸、狗肉、什么鞭这些东西，就一味给他吃，很多人吃了以后，出现寒热互结，或者说上寒下热，越吃他越冷，或者说他里面很热，外面很冷。

我们说任何问题的出现都不会是一个因素造成的。阳虚了，我们首先要考虑：是因为虚？还是不通或者是瘀滞？临床上，一种是阳虚造成的冷证，另外一种因为阳气被郁，不能畅达造成的冷证，都表现为四肢冰冷，但是他的病因、病机是不一样的，对于那种阳虚所造成的四肢寒冷，我们要用温阳的方法来解决；对于那种因为阳气不畅达所致的瘀滞，并不是阳气减少了，而是阳气的功能不能正常发挥，是在一个地方堵塞，在一个地方不能到达，这个时候你要疏通道路，使他的阳气能够达到四肢，使他四肢的厥冷得到改善。

按照过去的文献来说，肥胖跟阳虚有关系，但是现在我们的生活中，瘦的人也阳虚。所以是什么导致阳虚？什么人阳虚？这些观念要改变，不能因为体型的胖瘦来判断阳虚质。比如多次减肥，多次反弹的人就容易阳虚了。

五、导致阳虚的几个误区

现实问题：夏天的时候，出一点汗，阳气随着汗一块儿生发出来，这是正常的生理功能，那么，我们就去锻炼吧，多出汗，不仅减肥还能增加阳气。

王琦解答：中医说：阳化气，阴成形。就是说阳气主生发，但大量出汗就不好。我们说的出汗是隐隐出汗，全身湿润润的感觉。

中医有句话“汗为心之液”，说明汗是很重要的体液，为津所化。任何人总是出汗，肯定会造成津液亏损，进而损害你的阳气。

1. 大量出汗非健康，损津就是损阳气

在中医的理论里，津液与阳气有一个阴生阳长、互根互用、相互依存的关系，津液的转化也需要阳气的功能，不可完全分割。华佗用自己创造的五禽戏治病：“体中不快，起作一禽之戏，沾濡汗出，因上著粉，身体轻松，腹中欲食。”

隐隐出汗，那是人体平衡体温的法宝。大量出汗，津液受损了，那就是过犹不及，久而久之，不是散发阳气，而是耗损阳气了。

关于出汗这个问题，我曾经写过一篇文章，讲的是体育运动员喝饮料的事。运动员大量出汗后，一般都要补充体液。曾经有一段时间他们喝可乐、碳水化合物，用以补充能量。但我的理论跟他们相反：我认为运动员剧烈运动后，产热的功能有些损伤。喝饮料，体液倒是补充了，但损伤的阳气得不到补充啊。所以我配制的饮料里就有西洋参之类的中药，用中医益气生津的道理。

记得当时我们用小老鼠做实验：分成两组，一组喝中药，另一组喝可乐。然后让它们在跑台上奔跑，最后迷宫底下淹死的那组就是可乐组，中药组赢了。这是什么理论？就是人体出汗跟阳气的逸散是有关系的，补充津液，也要补充阳气。反之，很多人夏天待在空调房，不让自己出汗，把自身的体温调节功能给打乱了，阳气发不出来，结在里面，久而久之也可以阳虚。

2. 冬天赤脚穿拖鞋，寒气钻进涌泉穴

有的人因为工作和生活而换了生存环境，结果由正常体质变成阳虚体质。这种情况很多，现在国内人口流动性很大，从南方到北方，或从北方到南方，离开了成长十几、二十几年的地方，气候环境、饮食习惯有很大的不同，而且身体条件也不同。但很多人都不注意这点，他们考虑更多的是能力、财富和发展方向，极少人想到我身体是什么体质？是不是适应？需要做什么调整？比如南方人腠理疏松，也就是说肌表的肌肉比较松弛，到了北方这么一个寒冷的环境，如果不注意保暖，寒气很容易进去，结果就伤了阳气。我们大学里有很多南方来的学生，冬天洗澡的时候，上面穿得特别厚，脚下还保持了南方的习惯——赤脚穿拖鞋。我们知道脚心有个涌泉穴，涌泉穴是肾经的首穴，老百姓经常说：寒从脚下起；脚下一分凉，头顶一层霜。寒气直接从脚底顺着肾经进来了，最先损伤的就是肾，久而久之，就会形成阳虚体质。

3. 夏天冷气封毛孔，“水液”迷途伤肾阳

冬天里，我们的小便多了，即使喝水并不多，每隔半小时，也会尿意涌现。尤其是夜里、凌晨，当暖气和炉子烧得不太热时，很多人就会被尿憋醒。究竟，这么多的尿从哪儿来？

在野外生存的一系列技能中，有一项是教大家如何在自然环境中找到可以饮用的淡水。有一个方法很简单，一个塑料袋解决问题：正午时分，阳光充足，套个塑料袋在阔叶植物的叶子上，然后系紧袋口。等到傍晚日落，解下塑料袋，里面已经蒸馏出“绿茶”口味的淡水。事实上，这是利用了树叶的“排汗”。

高温下，植物也需要通过这些“汗”降低“体温”，以免被太阳灼伤。而这些“汗”，平常看不出来，甚至把手放在树叶上都难以察觉，只有当我们用塑料袋罩住，它们才无所遁形。

在我们的身体中也有类似的功能——腠理舒张，毛孔开合，皮肤在不时地和大自然进行着亲密交流。这种交流不仅有气体之间的交换，也有体液的代谢，这一切都悄无声息地进行着，看不到，也摸不着。据研究，一天之内通过这种隐形的汗液排泄，将有 500ml 液体从我们体内流失。而当我们剧烈运动或饭后体温增加时，这种无声息的交流就会增多，无数的“汗气”凝结成珠，终于露出了“马脚”。

冬季的早晨，寒风侵掠着窗面，我们的身体阵阵发寒，皮肤表面起了鸡皮疙瘩，所有的腠理毛孔尽可能关闭了。这样一来，可以有效地维持体温，防止体温外泄。可是，体温虽然保住了，“汗气”的代谢却受到抑制，多余的水分滞留在身体中，寻找其他的出路。如果排泄不了，就会造成巨大的水液代谢压力，造成浮肿、身重。这时，因为温度降低，滞留在体内的“汗气”统统化作尿，排出了体外。

这就是为什么我们喝的水并不多，尿却特别多的原因了。这是身体适应外界变化的一种调节能力，它是通过调整脏腑间的功能来实现的。唯一不同的是，夏天炎热本当出汗降温，可我们却习惯于用空调人为地降低环境温度，阻断汗液挥发，强迫尿液输出，与天地四时之气相违背，危害了健康。所以夏天吹空调，保持一个适度的温度和使用时间非常关键。

这有点像我们的倒班轮休：

冬季严寒属水，肾主之。此时肾气充盛，如同当值。肾气蒸化有力，尿液便可以源源不断，努力地担负起机体水液代谢的重任。而肌腠毛孔可以堂而皇之地闭合无后顾之忧。

到了夏季，阳气隆盛属火，心主之。心气盛，血液运行很快。汗为心之液，快速循环的血液成为了充足的汗源。心气蒸化有力，腠理毛孔舒张，汗液自然而出。

心气当值，肾气理应下班休息，你非得让心闲着，让肾轮班连干，谁乐意呀？谁能经得起这般折腾？长此以往，肾中阳气耗损过度，心阳之气亦受到损伤，也会造成阳虚体质。

六、阳虚之人养阳气，这些办法很简单

现实问题：夏季的时候，在有电风扇和吹空调的屋子里睡觉，颈项和后腰如果固护不周，非常容易酸疼，甚至落枕；还有很多人的颈椎病找不到原因，其实和受凉关系密切。为什么受到风寒侵袭时，颈、腰这两个部位总是容易着凉、受风？

王琦解答：你看老式旗袍的领子，都是立起来的，我觉得不仅仅是为了漂亮，还有东方的养生文化在里面，领子一立起来就把颈椎保护起来。因为颈部有大椎穴、风池穴、风府穴。这些都是督脉上的重要穴位，一方面可抗御风邪，另一方面也容易暴露受寒。

还有呢，我们看到卖火柴的小女孩，在寒冷的夜风中瑟瑟发抖时，蜷缩着身子。再想想寒流突袭时，我们是否也是裹紧衣服、帽子，双手紧紧插进胸前，佝偻着走路？我们总是把后背暴露，任凭风吹雨打，却把胸腹紧紧裹住保护起来。原因就在于，后背为阳，胸腹为阴，背部积聚了更多的人体阳气，所以卫外的功能要比胸腹好。但是，往往最坚强的，也是最脆弱的，所以这个部位应该更加小心保护。

总的来说，阳气也有自己的罩门。在生活中，我们就需要额外地在意、照顾好这些位置，谨防外界邪气的侵袭。因为邪气正瞪大了眼睛，关注我们的一举一动。

如果一个人已经阳虚了，有没有不用打针吃药、简单易行的好办法呢？

1. 巧用艾草灸督脉

在人体后背的正中线上，简单说就是从颈椎到尾骨这段距离，贯穿着总管一身阳气的督脉。古人称之为“阳脉之海”。脉如其名，就如同汪洋大海，汇聚了全身经脉的阳气，并把这些阳气输送、布散到全身体表的肌

肤腠理之处，发挥温煦机体，抵御外邪的功能。

俗语说：居家常备艾，老少无疾患。

我们中医有一个很好的治疗手段，就是督灸，为什么叫督灸呢？督就是督脉，灸，就是艾灸。就是使用艾草，现在的用法是隔姜灸，把身体的督脉至上而下用姜片铺上，上面就是徐徐燃烧的艾柱。艾柱点燃后呢，能看到的是小火星，亮亮的一个红火团，特别柔和，燃烧的过程延续不断，缓缓地，和普通柴草点燃的情况明显不同。

艾草只有艾烟，没有明火，慢慢往下延续，不会烫伤皮肤，透达力还很强。这缓缓的过程就符合人体需要慢慢调整的特点，随着经脉，随着气血，缓缓而行。艾本就是温性，再用火灼烧，那就是如虎添翼。

而如果在督脉上灸，借助督脉总督阳气的作用，激发出人体自身的阳气，又将这种温热，通过复杂有序的经络系统层层传递到全身，那么身体的正气就自然建了起来。

中医说“正气存内，邪不可干。”正气一强，病邪可不就夹着尾巴逃跑了吗？

2. 冬季烫脚养阳气

冬天是“养阳”的最佳时机，可是要怎么做呢？

北京的冬天有时候下雪，我们晚上回来的时候特别冷，回家之后，驱寒怎么驱？不是洗把脸就行，必须要烫脚，一烫脚全身的寒气全散掉了。这是最简单的方法：坚持每天晚上烫个脚。特别是冬天，你烫一烫脚，全身的寒气就都散掉了。有人问了，怎么理解这脚底的寒呢？

我讲一个例子，一个人脚跟长骨刺，爱脚跟疼。他妈妈把砖头烧热了，撒上盐，脚心上去踩，几次就好了。他妈妈不是中医呀，但是却有这么好的生活经验。

把盐放在脚心，脚心就是涌泉穴的位置。肾经是从涌泉起始，然后绕着内踝、足跟再往上走，涌泉穴是肾经的第一个穴位，井穴。针灸里面讲：井、荥、输、经、合。“井”，意为谷井，表示水的源头；“荥”，意思是小水流，像刚出的泉水微流；“输”，有输注的意思，是水流由小到大，由浅渐深的状态；“经”，意为水流宽大通畅；“合”，有汇合之意，就像江河之水汇入大海。

经络就像一条河流一样，从井穴开始是最小最细的河流，然后慢慢往上河流越来越宽。那么你从这个最起始的位置，给他用上一些，好像顺着河流，就是调整了他整个状态。

盐能有什么作用？盐能引经通肾，他把这个热从皮到筋脉，引到骨。那里面应该是寒，中医讲不通则痛，不荣则痛。是郁结在里面形成的这么一个东西，而且脚后跟是在人的最低的位置，水曰润下，这又跑到肾的问题了，他可能是由于肾阳虚或者肾寒，或者有寒邪，它侵扰到肾经或者肾的什么部位，所以这个地方疼，用这个土办法，他就把病解决了。

举这个例子什么意思呢？就是说涌泉穴能助阳，也能伤阳。这就解释了冬天烫脚的意义。电影《大红灯笼高高挂》里面，捶打脚板底，打的就是涌泉穴。捶也是一种力量，也是一种推进，也是现在足疗的一种。

还有人说，家里有人出现了感冒症状，就开始行动：上面喝水，下面烫脚，发一点汗很快就好。目的是把寒气驱出去，可是为了驱寒，动用了身体津液，所以一定是要多喝一点水，再补充一些容易消化的食物。这样就不会因汗多而伤阳了。

3. 生姜胜似“还魂汤”

有的人问，我刚刚感到怕冷了，后背怕风，容易感冒了，还没有到阳虚体质呢，这个时候，我该怎么办呢？除了用督灸、烫足的方法，还有一些办法在生活当中比较实用。

比如说多喝一些生姜红枣汤。吃生姜对缓解阳虚作用很明显。那么如何吃生姜？俗话说“冬吃萝卜夏吃姜，不劳医生开药方。”还有一句话：“朝食三片姜，胜过人参汤。”这些也能及时调整怕冷的状态。再来，给大家专门说一说姜的妙用。

从我们中医来讲，姜分为生姜、干姜、炮姜。生姜味辛性温，是助阳之品，素有“男子不可百日无姜”之语，作用是发散风寒、化痰止咳，又能温中止呕、解毒，被古人称之为“呕家圣药”。关于生姜，有不少传说。白娘子盗仙草救许仙，相传此草便是生姜芽。生姜还有个别名叫“还魂草”，姜汤呢，也叫“还魂汤”。

苏轼在他的《东坡杂记》中，记述了杭州钱塘净慈寺80多岁的老和尚，面色童相，自言服生姜40年，故不老云。

4. 打通阳气桃木棒

还有一个简单易行的办法。拿一根桃木棒或者其他什么棒，早晨起来的时候，敲击自己的督脉以及全身各处20分钟，感觉到全身温暖发热，舒服就可以。可能刚开始敲的时候，阳虚重一点的人会感觉到哪里疼，但是不知不觉你就会感觉不那么冷了，这是一个温补阳气的好办法。

还有比较常见的刮痧、拔罐，刮痧是很讲究的，先刮中间的督脉，然后是两边的膀胱经，因为这3条线上分布着人体所有脏腑的重要穴位。最重要的穴位叫腧穴，背腧穴就在两条膀胱经上，比如说肾俞旁边是命门，有人问命门在哪里？第二腰骨脊椎下，肚脐正对着的后面，要给他疏通这个经脉，这个是病症的主要反映点。

5. 补阳桂附地黄丸

这里给大家推荐一个中成药——金匮肾气丸。这个方子源于《金匮要略》，成分是六味地黄丸的“六味”加肉桂、附子，故又称“八味肾气丸”或“桂附地黄丸”。

这个方子里面除了有补阳的药，还配伍了一定量的补阴药，中医说：善补阳者，于阴中求阳，阳得阴助而生化无穷。肾的特点是水火同居，真阴、真阳都藏在里面。而阴阳的特点又是相互制约，相互为用的，阴没有阳不能化，是死阴；阳没有阴不能长，也不能够安居在下焦起到气化、温养的作用。所以在补阴的时候不能忘了补阳，补阳的时候也也必须考虑到补阴。

那么金匮肾气丸就是根据这一理论，在补阴基础上来补阳，使阳气缓缓而生，中医就叫“阴中求阳”。

6. 鼓舞阳气四逆散

有人说我手脚发凉，就吃了鹿茸、狗肉之类的大补了几回，补完觉得上火了，长口疮，可手脚还是冷的，这是为什么呢？因为这种手脚冷不是阳虚，而是阳郁了。阳郁、气机不畅会造成四肢厥逆，就是手脚发凉。这种情况下，阳气没有减少，却在一个地方堵塞了，不能到达肢体末端，发挥正常的温煦功能。就好像树叶挡住了阳光，那么树阴底下自然凉了。所谓阳郁而致手脚发凉，这个时候，不能温阳，而要疏导，就得用四逆散，为的就是调畅气机，通畅阳气的道路，让发凉的肢端也感受到“太阳”的温暖。

还可以时常用艾条灸烤自己的足三里、关元、气海、命门这些穴位，能够起到鼓舞阳气，温通经络，行气活血，增强体质的作用。具体方法是，用艾条轮流在每一个穴位上熏烤 5～10 分钟。如果胃脘冷痛，腹部胀满，可以加灸中脘；大便溏稀，加天枢。

阳虚质总体特征：阳气不足，以畏寒怕冷、手足不温等虚寒表现为主要特征。

形体特征：肌肉松软不实。

常见表现：平素畏冷，手足不温，喜热饮食，精神不振，舌淡胖嫩，脉沉迟。

心理特征：性格多沉静、内向。

发病倾向：易患痰饮、肿胀、泄泻等病；感邪易从寒化。

对外界环境适应能力：耐夏不耐冬；易感风、寒、湿邪。

阳虚体质基本方：金匮肾气丸

附：阳虚体质可以这样吃着补

1. 当归生姜羊肉汤

当归 20g，生姜 30g，冲洗干净，用清水浸软，切片备用。羊肉 500g 剔去筋膜，放入开水锅中略烫，除去血水后捞出，切片备用。当归、生姜、羊肉放入砂锅中，加清水、料酒、食盐，旺火烧沸后撇去浮沫，再改用小火炖至羊肉熟烂即成。

本品为汉代张仲景名方，温中补血，祛寒止痛，特别适合冬日食用。

2. 韭菜炒胡桃仁

胡桃仁 50g 开水浸泡去皮，沥干备用。韭菜 200g 摘洗干净，切成寸段备用。麻油倒入炒锅，烧至七成热时，加入胡桃仁，炸至焦黄，再加入韭菜、食盐，翻炒至熟。

本品有补肾助阳、温暖腰膝的作用，适用于肾阳不足、腰膝冷痛者。

3. 鹿角胶奶

将牛奶 150ml 放入锅中加热，煮沸前即兑入鹿角胶 10g，用小火缓慢加热。并用筷子不停搅拌，促使胶体烊化。等到鹿角胶完全烊化停火晾温，最后加入 30ml 蜂蜜，搅拌均匀。上下午分两次服用。

河虾、海虾、海参、核桃仁、蜂王浆、雄蚕蛾等性味都是甘温的，有助阳作用，平时可适当的多食用。

网友 1 提问：我从小就怕冷，还没进 11 月份，我就得穿羽绒服，夏天一般都要穿长袖，也不敢吹空调，进超市超过1小时就腹泻，冷饮也不敢吃。现在我在一家外企工作，办公室里冷气很大，我已经多加了一件披风还是觉得很冷，每天都会拉肚子。怎么改善我这种情况？因为工作繁忙，汤药不太方便，有没有简单便捷的中成药？

王琦解答：阳虚体质的代表中成药是金匮肾气丸，可以坚持服用1个月，观察效果。阳虚体质要注意保护阳气，不要“形寒饮冷”，即穿得太少，吃（喝）得太凉，适当进行小强度的运动，生发阳气。

网友2提问：您好，我从小手脚就很凉，冬天常常生冻疮，经常是又痛又痒，特别难受。所以我的手套要带最厚的，鞋要穿最暖的，里面穿两双羊毛的袜子。因为手冷，经常处于僵硬状态，做事很不灵便。晚上盖了很厚的被子，脚也焐不过来，常常冷得睡不着。请求良方解决这种情况，万分感谢！

王琦解答：中医对冷的理解有两种，一种是冷过肘膝，这是阳气衰微，不能温煦四肢，用四逆汤；另一种是冷不过肘膝，是阳气内郁，不达四末。如果您只是肢体末端冷，而身体不冷，尚不属于阳虚体质，当用四逆散：柴胡10g，枳实10g，芍药10g，炙甘草6g。同时，应用热水洗手、洗脚，可经常揉搓脚心，加速血液循环。

网友3提问：我今年40岁了，性欲明显比以前差了，经常是有心无力。现在勃起时间也短了，偶尔还会早泄，勃起的时候龟头不硬，我的妻子为此对我很不满。请问，怎么办？市面上的那些补肾壮阳药效果好吗？吃点牛鞭能改善这种情况吗？

王琦解答：阳痿往往并不是阳虚造成的，如果您没有怕冷、倦怠的感觉，就不是阳虚体质。我对勃起功能障碍研究多年，提出“阳痿从肝论治”，临床常用疏肝活血之药，建议病人服用“疏肝益阳胶囊”。鞭类药、壮阳药只适用于真正阳虚的人，其他人吃了反而会加重病情。

网友4提问：5年前，我被诊断有类风湿性关节炎，一直用西药治疗。近年来，每天早上晨僵的时间越来越长，受一点凉关节就疼，又红又肿。平常我很怕冷，喝水一定要热的，喝一点凉的就拉肚子。有人建议我配合中医治疗。请问，中医有什么好方法？

王琦解答：您的情况应属于阳虚体质，中医从调整体质偏颇入手，体质改善了，产生疾病的土壤就改善了。可以服用金匮肾气丸。

体质二 阴虚体质

缺水派

在我们每个人的身体里，都蕴藏着生命之泉，我们叫它“津液”，如果相对于阳气来说，这些津液就是“阴”。口腔、关节、肠道、汗腺……它们无处不在。津液循环流动，滋润我们身体的每个角落。然而，有时我们却浑然不知，过多地消耗了它们，生命之泉渐渐干涸。没有了津液滋养，皮肤就像失去了灌溉的土地，没有了水嫩和光彩；心灵没有了津液滋养，心神失去了控制，情绪急躁不安；肠道没有了津液滋养，干燥如失水的河道，只能让“淤泥”搁浅。

阴虚之人，你口渴吗？便秘吗？烦躁吗？犹如一个美好的春天，好久没有了雨露的滋润……

◆ 我们需要了解的7个问题

1. 怎样判断你的身体是阴虚体质？
2. 我们的身体为什么会阴虚？
3. 阴虚的症状有哪些？
4. 阴虚体质容易得什么疾病？
5. 怎样改变我们的阴虚体质？
6. 女人与阴虚的关系为什么如此密切？
7. 改变阴虚体质，女人活得更滋润！

故事

严芳从江南来，瘦小的个子，白净的皮肤，一口吴侬软语，总在句子结尾加上一声特色的感叹——“呀”。她头发很长，却不似小说里形容的乌黑光亮。每天早起，总能听见她的大呼小叫——“头发又掉了一把呀!”

她喜欢吃辣。她说，没有辣椒，吃吗不香。印象中，她吃的面汤永远是红色的。她喜欢喝水，她说，这里太干了，为什么我喝了水跟没喝一个样，还是渴。从此，她落下了“水桶”的外号。

严芳的失眠是出了名的。严芳害怕失眠，但是越害怕，失眠越是要找她。半夜偶尔醒来，总会听到她辗转反侧的叹息。她说，曾试过眼睁睁看天色从黑渐渐转白，感受第一道划破鱼白天际的曙光投上她的脸，覆上她的眼睑，然后将眼皮后的世界渲染成一片红亮……

她的月经总是后错。那几天，她发疯一般地着急，计算着上个月的日期，好不容易来了，还没站稳，又匆匆而去。药吃了一种又一种，却总达不到广告中的神奇效果。那会儿她会烦躁不安，无理取闹、小题大做。

记忆中的严芳，提的最多的就是便秘和口疮——

最早认识她时，她吃的是果导片，这是一种酚酞类的腹泻药，吃完后立刻起效，但都是水泻，一片下去，两天都不停地跑厕所。到后来，连走路的力气都没了。没办法只好换，最后竟然用上了奶奶推荐的开塞露。后来她又开始泡大黄。每天，她将黄褐色的片状物放进杯子，再灌上沸腾的水，水由清渐渐变成半混浊的黄色。

大黄水断断续续喝了一年，后来她听医生说，长期刺激肠壁会引起组织变异，再也不敢喝了。招数用尽，便秘却还是绵延不愈，伴着便秘出现的反反复复的口疮让她无法正常吃饭、喝水，甚至连刷牙也成了极痛苦的差事。于是，口腔溃疡贴，喉风散，西瓜霜喷雾剂也满满排列她的药箱……

分别几年，偶尔还会想起她梳子里纠缠的黄发；想起她桌子上的大瓶水；想起她在床上辗转反侧；想起她坐在镜子前细心地拍她的爽肤水；想起她的药箱里林林总总的泻药、清热药……

也许是时候该写封信了。

我从箱底找出一叠尘封许久的信纸，铺开：芳，你还好吗？还会口干、便秘、失眠、长口疮吗？是阴虚了，你知道吗？

一、阴虚，身体的“津液”不足了

现实问题：有个20多岁的女孩儿，长期便秘、失眠，还经常长口疮；月经也不太好，经常晚来，量也少……水瓶几乎不离手。她特别担心，总觉得自己得了什么病，可到了医院吧，还查不出来什么病，您说这是怎么了？

王琦解答：如果她的皮肤干燥，又爱喝水，极有可能是阴虚了。

这些症状，临床上很多女孩儿都有。是不是女孩儿阴虚的比较多呢？应该说女孩子由于生理原因，更容易阴虚。红楼梦里面说“女儿是水做的”，这虽然指女孩儿的气质方面，但未必不包括生理因素。

阴虚是九种体质之一，据我们的调查，它占的份额为8.89％。就是说现在已经不仅仅是女孩子阴虚，已经有越来越多的人群表现出了阴虚症状。随着饮食的偏颇，这些人群同样应该引起重视。因为阴虚之人不仅表现出身体症状，心理问题也在日益加重——烦躁、易怒等等，婚姻生活、社会工作都会带来很多问题。

可是说到阴虚，没学过中医的人都会觉得云里雾里，那么阴虚体质之人的生理、心理到底是怎样的状态？

1. 阴虚的人，只是看上去很健康

阴虚，其实就是人体内的津液不足了，导致了阴阳不平衡。要警惕的是，阴虚的人看上去很健康，充满精力，其实是虚假繁荣的“阴虚火旺”。什么是“阴虚火旺”呢？打个比方说，有点类似于水壶里面的水已经烧得很少了，而下面的火仍然很大。

人体津液属于阴的范畴。津液是有形的，可以流动的，主要是滋润和营养机体。除了津液，血也属于阴的范畴，因为“津血同源”。就是说，津液缺少了，会累及到血的方面。而中医的血又不完全是西医的血液，临床上有很多女孩子，面色苍白，可检查指标显示并不贫血。

中医讲少为虚。阴虚，中医又叫“阴虚阳亢”。我在临床上经常看到这样的人，眼睛挺有神儿，声音也洪亮，语言还挺强硬，你再问一下，他就说性欲很强，阳强不倒，但是不知为什么总会感觉饿，能吃能喝，却形体消瘦，做事情雄心勃勃，却没有一件事儿能坚持做完做好。晚上怎么样呢？晚上睡不着，盗汗、失眠、急躁易怒。出现了这些症状，我就可以判断他的体内，津液已经不足。加上阴虚体质人的体型一般都偏瘦，还可能看到两颧发红。

2. 阴虚之人“没力气”长痘

和阳虚一样，也许很多阴虚的人，并不知道自己津液匮乏，以为自己就应该这样呢。实际上，很多女人没有性欲，又伴随便秘，就应该考虑自己是否阴虚体质了。

在我们身边有很多这样的女人——总是皮肤暗淡无光泽，似乎这样的皮肤不会起“痘”。需知，“痘”也是一种充盈，在后面的湿热体质我们会谈到。而虚是匮乏，所以阴虚的人不容易起“痘”。

如果将人体看作一个自然界的话，津液就像河流。河道里面的水少了，那么船舶就不能够正常地行驶，周围的树木也得不到滋养，会枯萎；水少了，土地会干裂，草木无法生长。发生在人体里呢？也是一样。津液不能输入于体表，皮肤就干燥了，甚至有些人皮肤会干燥地出血；津液不能上承，口里得不到滋润，就会口干舌燥；不能输入大肠，大便也排不出来了；精血、津液少了，经过我们五脏六腑的时候，滋养也就少了，就会影响五脏六腑，各个地方都可能会出现相应的疾病。

3. 从舌苔与脸颊找到阴虚的迹象

似乎有些人偶尔也会有燥热、口渴、干燥的症状，可皮肤却不那么干燥，是否也是阴虚体质？怎么分辨呢？

因为某种原因，我们可能会偶尔“阴虚”几天或者一段时间，比如多吃了某一种容易上火的食物，或者因为什么事儿有些着急上火。但是不是已经形成了阴虚体质呢?

如果是单纯的“热象”，舌苔一般都是黄的。阴虚呢，舌苔比较少，比较薄，也干燥；舌头比一般人的舌头要瘦一些。为什么看舌苔？因为这样的舌苔不是短时间变化而来的，是长期的一个情况形成的。再加上他们体形都比较瘦，性格会急躁易怒，经常觉得心烦，手心、脚心发热，浑身发热，但是体温却是正常的。特别典型的阴虚之人，两颧还会发红，而这种红跟满脸通红不一样，好像浮在表面，而且只在脸颊这块地方。

4. 长期盗汗，丢了阳气成阴虚

阴虚的人还有一个特点，就是盗汗。盗汗的体会相信很多人都有过，晚上睡觉的时候出汗，觉醒了，汗也没了，就像夜间盗贼，偷偷地来又偷偷地走……那么为什么会盗汗？它盗走的都是些什么东西呢？是你的阳气。

中医认为“阳加于阴谓之汗”。“阴”充足时，各种原因导致机体内热量产生并增多，阳气亢奋，蒸腾了“阴”，就会产生汗液。就好比烧开水，随着不断加热，水蒸气越来越多。中医为这类人的出汗起了一个专属名称——盗汗。

5. 阴分不足，视物昏花不见好转

正常情况下，阳升阴随，有点像夫唱妇随。白天，人体的阳气升腾、分布在周身组织脏腑里，发挥温煦（维持体温）、卫外（机体免疫力）等等作用。这时经脉中的一部分“阴”会跟随阳气，也来到脏腑组织中，滋养濡润。

由于阴虚体质的人阴分不足，本来维持正常的运行都已经吃力，很难再调配出一部分力量，追随阳气去脏腑组织里发挥功用。所以，白天不仅仅是化源不足，无力配合阳气蒸腾出汗，还会出现眼睛干涩、皮肤干燥、视物昏花等失于濡润的症状。比如临近更年期的女人，本来就有些轻微的“阴”不足，到来月经的时候，会有眼睛明显的昏花，人也烦躁等症状，

再吃一些容易上火的食物就更明显了。可是，到了晚上，这些症状似乎还好一些了。

问题来了，到了晚上“阴”就充足了吗？

6. 夜晚盗汗，阴虚之人“阴”更虚

事实上，阴虚体质的人，晚上盗汗并不是因为夜间他们的“阴”得以充盛，有足够的物质充当汗源。

《内经》说：“故卫气之行，一日一夜五十周于身，昼日行于阳二十五周，夜行于阴二十五周，周于五藏。”这个卫气，就是“卫阳”之气，它在夜间也要绕“阴”循环二十五圈，这是因为，晚上的时候，阳气一定要潜入到经脉中的阴气，进行修复和补充。而阴虚的人却没有足够的津液“涵养”阳气，阴阳失去平衡，阴不制阳，阳气占了上风，于是，相对过盛的阳气就开始蒸腾人体的津液，使津液化汗而出，盗汗就发生了。

有一种说法叫做民变为盗。阳气正是如此，本来是身体中本分的良民，白天为身体打工，晚上从阴气中修复补充。

可是阴虚体质的人，阴血亏虚，不足以供养我们的阳气。所以身体中的民变就发生了，阳的积极行为就变成了破坏行为。盗汗本就是阴虚的一个表现，而且会使“阴”更加亏虚。

二、阴虚体质容易得这些病

现实问题：每一种体质，都有它倾向性的疾病，那么，阴虚体质发展下去会引起什么样的疾病呢？

王琦解答：经常有人问我，我阴虚了，容易得什么病？目前来讲，阴虚体质和它对应的具体疾病的关系，还不是十分明确，还不能说阴虚体质就能圈定某些疾病。但是像经前期综合征，干燥综合征，便秘，口疮，还有一些代谢比较旺盛的病，比如甲亢，肺结核的低热、盗汗、干咳，这些都很靠近阴虚的表现。

1. 失眠

失眠的原因有很多，阴虚体质重要的一项就是失眠。尽管失眠并不一定就为阴虚。夜尿多的中年女人也可能是肾阳虚，这要看其他临床表现，还要结合她的体型来综合判断。女性呢，要注意月经量少、后错，甚至闭经等月经病，因为血少了，量跟着就少，还迟迟不来，或者干脆不来了。

2. 高血压

高血压患者不一定都是阴虚体质，但是有阴虚这方面的原因。一些临界更年期的女性，就有经期血压升高的表现。目前我们只能提出一个倾向性的关系，提供临床一个思考的角度。

3. 红斑狼疮

另外就是红斑狼疮。这类病人，从体质上看，也是阴虚体质的人比较多。红斑狼疮是一种免疫系统疾病，患者百分之八九十以上是女性，而且是比较聪明漂亮的女性，相对来说比较优秀，上进心强。那么是不是说好胜心强的女人更容易阴虚？好胜心强的女人，就会尽力去做好事情，压力一般会比较大，想得比较多，付出的努力也会比别人多，津液损耗相对较多。

4. 性冷淡

一般来说，女性的性冷淡也有阴虚的原因。在生理上，天癸尽，也会出现性的需求减少。

可以肯定的是，阴虚了，一定说明了人体内的阴阳有了偏颇。像一个人走在平衡木上，这个时候出现了倾斜，显然危机也就出现了。关于这方面的研究我们还在做，现在我们说的都是疾病与体质的倾向关系。

三、揭秘阴虚体质人的“三宗罪”

现实问题：只要平时多注意自我观察，我们都能发现自己的问题：最近是不是口干，有没有失眠，会不会心烦？大便情况怎么样，皮肤干燥吗？

王琦解答：其实都是生活的小细节，大多数人，会把身体的一些症状当成是正常的，比如便秘，他会觉得这只是小事情啊，不是很多人都有这种情况吗？真的是这样吗？如果要我说，这些症状，其实是在警示我们，身体内部已经发生了变化——五脏六腑正在发生变化，你的体质正在发生变化。我们就来揭秘一下阴虚体质人的三种“正宗状态”。

1. 阴虚体质人的经常性便秘

很多人排便时会出现这样一种情况：明明感觉它距离闸门不到3、4厘米，可是，使了九牛二虎的力气，干硬的感觉还是怎么也下不来。在不停努力了七八分钟后，终于撑开那扇门，砸落在马桶中。随后，奇怪的事情发生了，剩余的产品溏软如水甚至没有成形……

中医对于这个变异过程的描述是——先结后溏，初头硬，后溏软。像这种便秘，中医叫做脾约。大概的意思是说，脾气的功能减弱了，胃肠蠕动减慢，食物的消化吸收也变得十分缓慢，最后导致排出的阻力重重。

阴虚了，体内阴血亏少了，濡养机体的功能也降低了，这时机体就会想方设法的从饮食中吸收水分。另一方面呢，阴虚质的人由于自身阴液亏虚的迫切要求，会本能地加强肠道对于水液的吸收。所以阴虚体质的人便秘现象普遍存在。正是由于阴虚内热的特征，阴虚质的人喜欢冷饮，进而损伤了原本正常的阳气，又进一步导致脾气功能减弱，胃肠蠕动缓慢。最终形成了初头硬，后溏软，旱涝两重天的便秘。

可以说，辣椒在一定程度上可以缓解大便秘结的症状。但是在中医看来这并不是根治便秘的长久之计。原因就在于，辣椒并没有改善机体津液亏虚的本质，只不过强行地阻止了胃肠上皮细胞对于水液的吸收。长此以往，身体内部缺水干旱的问题将会越来越严重，口干、烦躁甚至长疮。

2. 阴虚体质人的“虚火”

平时我们总会听到这样一句话：哎呀，最近股票跌了，我上老“火”了。阴虚体质的人，就算没买股票，他也爱上火。阴阳本来是平衡的，阴虚了，自然会使阳气比较亢盛，阳亢的时候就会发热，因为阳代表活力、代表代谢的加快、产热的增多。

不同的是：阴虚导致的这个阳亢并不是阳真的多了，超过正常范围了。打个比方说，运动员服用了违禁药物，极度兴奋起来；小孩子喝人参乌鸡汤，结果直流鼻血；夏天大家围在一起吃涮火锅，个别人脸上长痘了……这些都是阳气增多了，超过了阴阳和谐的范围导致的阳亢。就是说，阴虚时的阳亢，是因为“阴”枯竭，无法滋养人体，协调阳气，所以阳气相对亢盛，就是所谓的上火。这种情况下，人会觉得烦躁，感觉很热，心情不太好，脾气很急，总想和人发火，越不痛快心里越急。还有点像用煤气蒸米饭，火大水少了，米饭也糊了。

而真正阳热亢盛的情况就不同了，例如感冒发烧，高热不退，我们会用凉毛巾敷头，或者帮助发汗。1956 年，北京爆发了小儿乙脑，高烧不退，当时的蒲辅周老先生开的方子就是寒凉清热的白虎汤，使人体内的阴阳重新得到平衡，乙脑自然就治愈了。

这个上火呢，很多人想用寒凉的东西抵消，这是错误的。外面空调，里面冷饮，内外交攻，倒把人体的正常阳气消磨掉，使人体的抵抗力下来了，导致反复感冒；胃肠功能紊乱了，脘腹胀满，口淡，没有胃口，大便稀溏。不仅没有改变阴虚带来的烦热、干燥症状，反而又带来了阳虚的形寒肢冷，抵抗力低下，肚子怕凉等表现。所以，对于阴虚上火之人，补水滋阴是大法。

3. 阴虚体质人的急躁性格

走在街道上，突然发现前方一大群人观战，原来是一辆自行车不小心碰到了另一辆自行车，在旁观者看来，完全可以彼此忽略不计，可是这两个人却是争吵不休，再一看，两个火爆性格碰到一块了。

为什么说这个例子呢？从理论上讲：阴虚则内热。而阴虚体质的人的确脾气大，的确性情比较暴躁，容易着火。可是这“火”的由来也不是没有征兆。

这要从我们体内河流的干涸与断流谈起。

水能载舟，在我们的身体里，精血阴液就如同我们身体内的河流，它们蜿蜒不息地流淌在经脉孙络里。而我们的气，就是一顶顶的乌篷小舟，荡着阴血划向身体的各个组织，发挥温煦、固摄、卫外的作用，阴平阳秘，一派和谐景象。可是，随着河水的干涸，阴血的亏虚，这一切慢慢发生了变化。

第一步，河水减少，首先反映出来的是河道蓄水量减少，河道深度降低。这就导致了河道承载能力下降。在身体中也是这样，阴血不足，承载能力下降，不能满足正常的需要。这样一来正常的生理功能就被打乱了。很多人出现了身体热，性子急躁，坐不住，等车的时候不停的溜达，心跳加快，甚至心慌心悸。

第二步，河水继续减少，地势平缓的地区甚至出现了断流。身体中也是这样，阴血亏虚已极，经脉枯涸，纵是阳气百般努力，怎奈无水行舟，寸步难行。这时候的人呢，就会表现出没有耐性，一点不如意都会导致暴跳如雷，不能控制。

就是说，阴虚体质的人一开始会反映出“亢进”的表现，并不是阳气过多导致的真亢进，而是阴血不足。但是如果阴血亏虚的问题长久得不到解决，身体的亏损终将超过自身能够承载的范围。阴虚体质的人就会从“假亢”状态，进入到萎靡状态。

阴虚体质的人在心理上同样有一个类似的过程。开始的时候暴躁，烦热，看见别人总想争吵，总会认为别人有一百个不顺眼。但是，逐渐的，还会感到胸腹胀闷，难以舒怀。而争吵，实际上是一种生理需要。

到了后来，阴血亏虚严重，人更会觉得烦，看见人多眼睛就晕，听到叽叽喳喳的谈话脑袋就大，心突突地乱跳……但是已经没有争吵的力气了，只希望找一个安静的地方静静地呆着，生命的活力似乎已经失去了大半。

阴虚体质的暴躁有如春运高峰的滞留，根本还是在于不足，无力运输。就像黄河断流之后的等待。如果按照实火治疗只会使病情更加复杂，体质更加错乱。

四、女人需要一生滋阴养血

现实问题：中医讲：男为阳，女为阴；男人以气为主，女人以血为主。女人更容易阴虚吗?

王琦解答：有四个字，经、带、胎、产，这是女人的生理特点，这四个特点呢，都要耗损体内的血液。所以，在女人一生之中，在经、带、胎、产的过程中，以血为基础的阴性物质经常会丢失，和不断地消耗。所以女人容易阴虚，更需要滋阴养血!

每个月来潮，流失一定量的血，这就带走了一部分“阴”，如果血量多，那耗损地就更多了。孕育胎儿的过程中，万一碰上个准妈妈没胃口，害喜，吐，补充的营养可就不足了。怎么办?还得从妈妈身上汲取，你可不就虚了吗?而胎儿出生之时，以血为根本的大量的营养物质，又都随着胎儿丢失了，再带上分娩过程中的失血，阴丢失得更厉害了；还有哺乳呢，乳汁，那也是血液所化，也是阴。我们老祖宗流传下来的坐月子，其实是很有道理的。经过生产，她的身体经历了一个大的起伏，在这个时候应该多喝汤，吃很多的营养物质，来补充这个损伤，使人体的机能能够恢复起来。一般也都是以补血为主的这种营养物质，补充损失的阴血。总体来说，女人一生都要树立补阴、滋阴的理念。

五、调整阴虚，平安度过更年期

现实问题：更年期这个冷宫，把很多中年女人“关押”在里面，她们失眠，烦躁，还有的性情大变，大吵大闹，阴虚与更年期是怎样的关系？

王琦解答：更年期的女人，一般会出现阴虚阳亢症状。

女人更年期，在生理上会有一个重要的改变，就是月经的停止。这种变化对女人体内的阴阳来说，可是一个重大转变。我们看一个女人，到了绝经前后，也就是42岁到50岁前后，是阴常不足的时候。我们看一朵美丽的花，灿烂盛开时，是那样的鲜艳欲滴，枯萎的时候呢，首先会打蔫，表现出来的是缺失水分。中医讲天癸尽，天癸是什么？也是阴，而且是很重要的阴。天癸没了，阴相对于之前来说肯定要减少。

阴虚了，阳虽然还是平常的那个量，但相对于亏损的阴来说还是过多了，以前阴阳的那种相互依存的平衡就都失去了，阳很容易就趁虚上扰，也就是我们说的阳亢了，这个时候，你的阴血——如肝血、心血都不足了，就很可能扰动到心神，出现失眠、烦躁等症状了。

其实阴虚的这种烦呢，中医有个特殊名词，叫五心烦热。两手心，两脚心，加上你的心神，就是五心。

所以治疗女性更年期的烦躁，要通过滋阴的方法来降火。如果一味降火，最后阴没补上，反而连阳气也损伤了。这种情况，有点像我们点油灯，油越少，灯芯反而烧得越旺，但是却不持久，烧一烧就没了。

相对于男人而言，女人由于特殊原因，更容易发生津液丢舍，阴虚的现象，就有一个补阴的角度在里面。但是，是不是每个女人都得补阴呢？应该说每个女人经、带、胎、产的过程不一样，所以她丢舍的情况也不等，修复的过程也不同，所以她的生命现象也会不同。我们要根据情况来决定自己缺什么，补什么。

六、老年人与小儿的阴虚

现实问题：有意思的是，一些女人年轻的时候很温柔，很安静，老年的时候反而急躁了，外向了，爱四处跑；相反，一些年轻时性格急躁的男人倒是变得安静了。这种性格上的转变，是不是也和阴的多少有关系？

王琦解答：“有诸内而形诸外”，就是说只有内在的改变，外面才有相应的表现，这是个形神统一的东西。中医的观点是：男子以阳气为用。那么在他一生的过程中，从幼年、少年到壮年，阳气是要不断被消耗的，到了老年，阳气相对阴气要少，生理上肯定有改变，所以表现出来了安静，这也只是和他年轻的时候比较；而女人恰恰相反，因为她是以阴为用的，所以说女人年老的时候，虽然她的阳气也消耗了，但跟她耗损的阴相比，还是相对的有余，这就是我们看到一些老太太反而外向了。

现实问题：还有一些人，好像天生就是阴虚体质。可是先天阴虚体质的人从孩童期能看出来吗？

王琦解答：虽然我们说存在遗传因素，但是儿童时期就表现出阴虚的很少。有家长问我，小孩子屁股红、大便干、口疮，是不是阴虚体质？我告诉他们，这只是阴虚的表现，而且孩子还会表现出内热的症状，所以说这样的孩子是“阴虚内热”。那么不能轻易就判断成阴虚体质了。

中医有一种理论讲儿童是“纯阳之体”，就是说，孩童期，阴相对于阳是不足的，所以，孩子们容易内热，为什么内热？是因为阴不足。

中医儿科还有另一个理论——“稚阴稚阳”，这是什么意思呢？就是说啊，孩子的发育还不完全，阴气不足，阳气也不足，所以发病很快，转变也很快，而且经常是虚实交杂。这就解释了为什么我们能在孩子身上既看到阴虚的表现，又看到内热的表象。所以小孩子尤其要注意喂养，但是怎么喂养，又是个大问题，不是说我把有营养的给你，就是喂好了。所以，年轻妈妈们要注意的是，很多有阴虚表现的孩子，并不是生下来就阴虚，都是后天喂养造成的。

孩子分婴儿期、幼儿期……婴儿期，哺乳比较多，可是现在很多年轻妈妈在哺乳期不肯喂母乳，总喜欢给孩子喝牛奶，以为牛奶营养好。这是不对的，因为牛奶无法取代母乳，母乳里有牛奶所不能供给的营养物质，也有一些抗体，可以通过母乳传给孩子，帮助孩子减少生病的几率。而且中医认为牛奶是热性的，本来孩子的阳气相对阴气来说就比较旺，再喝热性的牛奶，容易助阳损阴，所以出现了阴虚内热，屁股红了，口疮了，大便拉不出来了。

七、养阴、护阴：这些方法很有效

现实情况： 曹雪芹赞美女人是水做的骨肉。女人的柔美从内到外，像鲜花，娇艳欲滴；像朝露，润人心肺；像温泉，给人温暖缓解疲劳；像小溪，静静地听你诉苦。可是有一天，女人揭竿而起，像男人一样地生活——变成一块巨石，独挡风雨；变成一道霹雳，叱咤风云；变成一座火山，倾斜愤怒；变成波涛洪水，不再温柔。花已谢，泉也枯，女人的身体不再阴柔，女人的缱绻在生活中失踪……

王琦解答： 有一个女病人，眼睛特别干涩，经常眨眼，西医诊断说是干眼症。这个人性子急，我问一句，她说十句，她说自己是做国际贸易的，老是国外、国内地飞，特别忙，经常控制不了地发脾气，打孩子。

我判断她在先天禀赋上，阴就是亏虚的，后来因为社会生活，必须承担起一个独立的角色，担负起一部分责任，这种长期的压力导致了她身体功能上的一些变化。当然我给她治疗以后就好转了。实际上像她这样的女人真是很多。

在我们这个时代，身为女人，的确需要美丽和坚韧。那么如何保护我们先天的“禀赋”呢？首先要从生活方式开始，简单也容易做到。顺便说一下，这些方法不光适用于女人，也适用于其他阴虚体质的人。

1. 少吃煎烤烹炸

在几个特殊的时候，要注意补“阴”，要注重脾胃的养护，这是关键的后勤保障，否则就会虚不受补。

少吃辣椒，烧烤煎炸，这些食物容易上火生热，还要了解哪些食物是助阳的，像韭菜、羊肉、狗肉等等。阳虚的人吃了涮羊肉，很好，可以驱寒；阴虚的人就不能多吃了，否则阴就耗损得更厉害了。

2. 夜晚好眠养阴气

有一个30多岁的记者，工作压力特别大，经常熬夜，长期失眠。她呢，老是觉得心烦，总觉得烘热烘热的，她说自己也没到更年期呀，可是怎么这么难过呢？实际上，她是比较典型的阴虚症状。我们说一说熬夜的问题。

我认为熬夜是这个记者阴虚的主要原因。在自然界中，夜晚属于阴，这个时候人体的自然反应是睡觉，安静地睡觉。安静是什么？也是阴，所谓动为阳，静为阴！

我们中医有句话：春夏养阳，秋冬养阴。什么意思呢？春夏的时候阳气比较盛，要借助自然界这种阳气来养我们的阳气。

秋冬养阴，道理也是一样。秋冬的时候阴气比较盛，这个时候我们就借助大自然顺势利导来养阴气。这跟夜间养阴的道理同出一辙！你看，夜间阴气盛，就是让我们好好休息、好好睡眠，这个时候熬夜，不好好养阴，既耗了阴还损了阳。

比如说一个地方缺水，要建水库蓄水，你是在雨季的时候蓄水，还是在雨少的时候蓄水呢？所以有些人说，白天睡觉不踏实，怎么睡都不够！这是因为他没有按照自然法则来生活，没有天人合一。

3. 学会清理体内垃圾

养鱼的人经常要做一件事情，加水。每过一段时间，缸里的水就会蒸发，需要不断地往里面加一些新水。实际操作起来可没有这么简单。别看水刚加进去都是清亮澄澈，可没几天，整个鱼缸的水就渐渐变浑了。怎么办？要先将污垢除尽，才能再加新水。

在人体中，阴虚也是这样。原本都是正常的津液、血液为我们服务。但是由于我们生活习惯的不健康，年龄的增长……体内的阴阳失衡，就会产生一些病理产物，湿、痰、瘀，成为身体的毒素和杂质。所以，在治疗的时候，不能简单地补就完事了，必须要先清理体内的这些垃圾，就像鱼缸里的水，旧的不清理，就算是加入新水还是污浊的。

4. 少吃瓜子多吃梨

我讲一个故事：江苏省兴化县，解放前曾经有一位著名的中医大夫叫赵海仙，有一天，一个小孩子来找他看咳嗽。小孩差不多12岁左右，咳嗽了很长时间，也找了很多的医生，就是不好。当时赵海仙一看，一点痰都没有，就是一个劲儿地干咳，咳得直掉眼泪，脸憋得通红，嘴唇也很干。赵海仙拿着前几个大夫开的方子看来看去，觉得特别奇怪。方子的思路都很对，药喝下去应该见效，可是为什么就丝毫不见起色呢？于是他就问了一句，你家小孩平常都干什么？本以为家长会说上学读书呗，谁知小孩的妈妈说，我们家小孩是卖瓜子的。

从前卖瓜子的不像现在有这么多的种类，主要是卖炒的葵花籽。而且那时候卖瓜子走街串巷叫卖，都是在脖子上套个“大饼铛”，把瓜子放在那里面。然后手里拿一个小秤，你要多少，就给你称多少。

这个小孩呢，就是一边卖瓜子，一边就嗑瓜子。他常年那么卖，常年那么吃，结果耗伤了津液。中医认为，瓜子是个阳性之物，因为向日葵始终朝着太阳生长，吸收了最多的阳气。而且瓜子又在炉子中炒熟，更加温燥。别看一颗小小的瓜子不起眼，经年累月下来不仅耗伤了津液，造成干咳不止，甚至影响到后来药物治疗的效果。

赵海仙最后也没给这个小孩子开方子，就是让他回到家以后吃荸荠，每天都要吃七个。而且早上吃一个梨，晚上吃一个梨。

瓜子不让吃了，只让专心地吃荸荠或梨。再后来这个小孩子的咳嗽慢慢就好了。想一想呢，以前卖瓜子都能导致严重的阴虚，何况现在的水煮鱼呢？就是说的生活方式要改变，否则，就算开对了药，还是打水漂。

5. 麻辣鱼香要少吃

“鱼生火，肉生痰”，这是生活里大家都知道的常识，在我们今天的生活里，经济条件好了，人人都吃得起水煮鱼，但是你适合吃吗？实际上，好些阴虚之人都在长期食用，还有路边围着麻辣烫的，本来不知道自己是不是阴虚，你吃了脸上长包了；她吃了牙龈出血了；他吃了，蹲了5分钟大便还出不来，那这些人就都是阴虚了。

总而言之，偏性的东西吃多了是不行的，不管你吃什么，关键看你是什么体质。刚才说的都是热的，还有凉的呢，比如冰激淋。有个人和我说，我特爱吃冰激淋，一球一球的，他老吃这些东西，脾胃的阳气就受伤了，所以这个人阳虚了。

我有一个学生上大三的时候，他一位湖南的同学带来一罐家乡的辣椒，全班同学一起吃。吃了半个学期，大家都上火了。有起痘的，有口腔溃疡的，有大便干燥的。后来他们开始到各个医院去实习，住在医院的宿舍里。我这个学生去的那个中医院条件很差，住的是地下室，很潮，有很重的霉味。刚好他那个湖南的同学和他一组，就拿出了那一罐没吃完的辣椒。结果两个月的实习期间，一个小组八九个人，把辣椒全吃光了，而且这段时间没有出现长痘的，大便干燥的。

地下室这个环境，阴冷潮湿，偏阴性，容易形成阴邪。辣椒这种辛温的东西就可以驱散这种阴气，一阴一阳相互抵消，人体就不会有不良的反应。但是地面的教室，窗明几净，阳光充裕，不是一个湿重阴霾的环境，这时吃辣椒，就导致了整体的阴阳不平衡，多余的辛燥阳热之气就会耗散、克伐人体正常的水液阴津，造成阴虚，长此以往形成阴虚体质。所以南方人喜欢吃辣的一个主要原因是跟环境有关。这也是一方水土养一方人。

6. 木耳、银耳擅滋阴

人体是一个复杂智慧的系统，有自我辨识能力，还有自我修复能力和提升能力。它需要什么，不需要什么，都会在身体内外给出提示。但是我们对它的认知还很有限。在这当中呢，饮食是一个关键。我们经常讲要均衡饮食，均衡营养，事实上，我们说营养均衡，不仅仅指蛋白质、碳水化合物、维生素之类的营养素，还要注意的是阴阳的搭配，像山药、荸荠、莲子、百合，它们是蔬菜，也是中药，阴虚的人平时可以多吃；还有木耳、银耳，炖汤、煲粥都很好，可以养阴；阿胶也是很好的养阴补品，中药里也常用。

猪肉是凉性的，可以滋阴。蜂蜜滋阴养颜，平时可以多喝蜂蜜水。每个人的体质不同，用药就不同。大家都弄清了自己的体质，才能知道适合做什么，适合吃什么。这才能点亮我们心中的智慧之灯！

先人们的很多生活习惯和理念，其实包含了人生智慧。老子认为，道与所有自然法则一样，都有一个共同特点，就是规律往往隐含在事物的表象之下，需要用心体察。道这个东西，恍惚不明，似虚若有。但恍惚之中，却有迹象，找到了自己的体质，也就是找到了这个迹象和规律。

八、六味地黄丸不是谁都可以吃

现实问题：阴虚体质，我们有什么好的调整方药吗？六味地黄丸，到底什么样的人适合吃、什么样的人不适合吃？

王琦解答：六味地黄丸由熟地黄、山茱萸、山药、泽泻、丹皮、茯苓这六味中药组成。最早是“八味地黄丸”，见于张仲景的《金匮要略》。后来，宋代名医钱乙把八味地黄丸里面的附子和桂枝这种温补的药物去掉了，变成了现在的六味地黄丸。

虽然组成六味地黄丸的药物都是无毒的，但这不是说六味地黄丸在任何情况下任何人都适合吃，这里有一个应答的问题。中医大夫用药，是利用药物的偏性来调整身体的偏性：火旺，泄火使之引火归元；气虚，用补气的药提升正气；阴虚，滋阴补肾，让身体阴阳平衡。六味地黄丸可以说是治阴虚的基本方，很多其他组方都是这个药方的加减，比如左归丸。

六味地黄丸的组方很经典，山茱萸、山药、熟地，都是补阴的，这三个药发挥了主要作用，但是光补，可就受不了了，所以，又配上了丹皮、泽泻、茯苓，这个配伍以及剂量都很讲究，我也经常用，大多数情况都是加减用法，也有直接就把这个方子原原本本地用上去的。一般来说，阴虚的人吃这种药，才是恰到好处，如果不阴虚，吃了以后还会适得其反。在我治疗男性不育症时，经常就用到六味地黄丸这个底方，然后再配上一些阴阳互动的药物，效果非常好。

还有来看口疮病的，都是复发的患者，一个月或几个星期就发一次，非常痛苦，这是典型的复发性口腔溃疡。曾经有一个男性病人，西医认为他缺少维生素，开了好多维生素，又是B又是C的，吃了好长一段时间，还是不见效，隔了一段时间，该复发还复发……这一类人，就不是实火了，大多都是虚火，阴虚火旺。这个时候我就会开六味地黄丸，不加减，完整的原方治疗，一般吃两三个月，就会有效果，后来他两三年都没复发。

九、睡好觉才是补阳滋阴的基本法

现实问题：日出而作，日落而息，按照天人合一之道修复我们的阴阳。可是，这看不见摸不着的修复究竟是一个怎样的“过程”？

王琦解答：要解释这个问题，我们还得从人体阴阳的另一种关系说起。

阴，以物质为主，包含了物质的概念。阳，包含的是功能概念。跟着太阳的节奏生活，就是日出而作了。这个时候是什么在发挥功能作用？是阳气。可是光工作不吃饭不行。为什么？我们必须通过吃饭来补充我们的阴！饭是物质，补充了营养物质，也就补充了津液，再经过身体这个“化工厂”运作，最后变成阳气，发挥功能。这是白天通过阴的物质补充修复阳气的过程。

而夜晚的睡眠是阴性行为，安静地养护阴气。睡着之后，阳气潜入到阴气当中，进行能量补充。我们称之为涵养、滋养。在这个补充蓄电的过程中，人处于熟睡阶段，浑然不觉。然而正是在这看似静止的一分一秒中，阴气将自己的能量源源不断注入给阳气，弥补阳气在白天的消耗。直至整个修正过程完毕，阳气再次焕发了活力，并像一个吃饱的孩子一样挣脱了阴气的怀抱，重新充斥到人体各个组织器官中。也就是这一刻，我们睡醒了，张开双眼，迎着太阳，拥抱崭新的一天。

事实上，大自然赋予我们这个休养生息的过程，非常美妙。可是很多人感觉很累了，但就是睡不着，发热、躁狂、心烦意乱，甚至去跑圈、数数，不停地换台……说到底，还是我们的阴出现了问题。白天和夜晚，是物质和功能相互转换的过程。熬夜，那就等于继续消耗你的功能，功能消耗了，拿什么补充？自然还是津液，津液再变成你的阳气，这样你阴液的消耗就很多了。

现实问题：有人说我晚上熬夜，半夜加餐吃宵夜，物质也补充了，为什么还阴虚呢?

王琦解答: 人体脾胃功能的发挥，也与阴阳有关。

白天，大自然阳气旺盛，你也阳气旺盛，于是你的生理功能就能正常发挥作用。吃进来的食物，就会转化为精微物质，变为津液。到了夜晚，阴气盛了，阳气潜到了阴里面去了，没有阳气的这个运化推动，脾胃的转化功能当然变弱了，它们也要休息了。但是你要吃东西、喝酒，那必然破坏了正常生理功能，这不但不利于物质转化为阴液，反而加重了脾胃的负担，食物也只能变成了负累。留心一下，我们会经常听人说晚餐吃太饱，不但影响睡眠，第二天还多痰，为什么？食物不能变成精华，反而成了糟粕，就是痰。所以晚上吃东西，不是补充阴液。

阴虚质总体特征：阴液亏少，以口燥咽干、手足心热等虚热表现为主要特征。

形体特征：体形偏瘦。

常见表现：手足心热，口燥咽干，鼻微干，喜冷饮，大便干燥，舌红少津，脉细数。

心理特征：性情急躁，外向好动，活泼。

发病倾向：易患虚劳、失精、不寐等病；感邪易从热化。

对外界环境适应能力：耐冬不耐夏；不耐受暑、热、燥邪。

阴虚体质基本方：六味地黄丸

附：阴虚体质可以这样吃着补

1. 北杏炖雪梨

北杏 100g，雪梨一个，白砂糖 30g～50g，加清水半碗，放炖盅内隔水炖 1 小时。每日两次，食梨饮汤，有清热生津，化痰止咳之功。

2. 莲子百合煲瘦肉

用莲子（去芯）20g，百合 20g，猪瘦肉，加水适量同煲，肉熟烂后用盐调味食用，每日 1 次。有清心润肺、益气安神之功效。适用于阴虚体质见干咳、失眠、心烦、心悸等症者。

3. 平时可以适当多吃的食物

黑大豆、黑芝麻、蚌肉、兔肉、鸭蛋、鸭肉、乌骨鸡、百合、海松子、豆腐、豆浆、猪肉、猪髓、燕窝、银耳、木耳、乌贼鱼、甲鱼、牡蛎肉、鱼翅、干贝、麻油、番茄、葡萄、柑橘、荸荠、香蕉、梨、苹果、桑葚、柿子、甘蔗、花胶（鱼鳔的干制品）等。

4. 尽量少吃的食物

羊肉、狗肉、虾、韭菜、辣椒、葱、蒜、瓜子、丁香、茴香等性温燥烈之品。

网友 1 提问：我今年 23 岁了，3 年前经常熬夜玩电脑，把身体都搞坏了，半夜常常盗汗，精神疲惫，性情也越来越急，口干喜欢喝水，但是怎么喝都不觉得解渴。近一段时间觉得胸口有点闷，头发也少了很多，几乎

是原来的1/2。听人说这是肾虚，但我不知道是阴虚还是阳虚，或者是阴阳都虚了，求教！

王琦解答：根据您的描述，基本可以确定是阴虚，如果舌头很红，瘦小，没有舌苔，大便干燥，那么就是阴虚体质了，可以服用六味地黄丸改善。

网友2提问：我外婆今年65岁，正常体温是36.2℃左右，超过36.7℃就很不舒服。但是近几年，她的体温常常波动在37℃左右，大夫认为这是正常体温，但是我外婆总是自觉浑身发热，她身体瘦小，爱喝水，前年查出患有糖尿病，血糖控制得不错。

请问这种长年低烧是什么情况造成的，有什么有效的治疗方法？

王琦解答：这种情况可能是她素体阴虚，患了糖尿病之后，阴虚证更明显，可以服用当归六黄汤：当归10g，生地黄10g，熟地黄10g，黄芩10g，黄柏10g，黄连6g，黄芪15g。

网友3提问：您好，我妈妈今年55岁了，月经已经停了5年。从7年前起就经常失眠、心慌、盗汗，眼睛干涩、痒痛，偶尔模糊。性情越来越急躁，有时候还有点神经质。

她的更年期还没过去吗？需要吃什么补品调理？可以吃点雪蛤吗，多久吃一次比较好？

王琦解答：这些是更年期肝肾阴虚的表现，可以服用甘麦大枣汤：炙甘草12g，小麦60g，大枣9枚，加六味地黄丸。雪蛤是滋阴之品，但有雌激素样作用，不可多服，一般每日2～3克，一周3～4次。

网友4提问：我近几年老是两眼干涩、耳鸣、多梦，白天注意力不好，平常总觉得口干口苦，手足心夏天比别人热，冬天却很凉。平时两颊较红，皮肤也干。请问，这些症状吃六味地黄丸好吗？

王琦解答：您的情况属于阴虚，可以服用六味地黄丸，或与石斛夜光丸同时服用更好。

体质三 气虚体质

气短派

你发现了吗？自己总想放平在松软的床上，因为浑身疲惫，脱鞋无力；声音越来越轻，说几句话，就上气不接下气；记忆力也越来越差，刚刚买的书竟然忘了放在哪儿；原本争强好胜的人儿，现在已经慵懒无心，不想动，也不想说，心脏越来越娇弱，时不时地“乱跳几下”，心电图检查却没有问题……你每天都会问自己，这是怎么了？是病了还是累了？

汽车飞驰，因为汽油燃烧产生了能量；电脑运转，因为电流转化了能量……而我们的身体内有很多种“气”，它是生命的能量——如果宗气不足，就不能贯注喉咙，所以声音轻了，说几句话也会气喘吁吁；脾气不足了，全身肌肉也就无力了；心气不足，心跳就失去了秩序，偶尔还会努力“挣扎”乱跳几下；卫气不足，仿佛护城墙不坚固了，病邪乘虚而入，你会反复感冒。

而我们需要了解的是，气是身体的能量，它“鼓舞”着每个人从生到死的全过程，并在不经意时悄悄溜走……

◆ 我们需要了解的8个问题

1. 什么是气虚体质？
2. 如何理解人体的各种“气”？
3. 气虚体质的人有什么症状？
4. 什么人会出现气虚？
5. 如何判断自己是否气虚体质？
6. 长期身体无力是气虚体质吗？
7. 气虚的人生病，应该祛邪还是扶正？
8. 气虚体质的人易得什么病？

故事

程斌是一家外企的总经理，曾经身材高大，精神饱满，是成功人士的标准模板。

外企的工作是早 9 晚 5，回到家却要伏案到凌晨，几年下来，身体早已不如从前了——感冒月月光顾，感受点风雨，最先卧倒的总是他。真是病来容易去则难，抗生素使劲地用，依然要缠绵半个月。

血压也出问题，徘徊在 140/90mmHg 上下，偶尔还能蹿到 150/95mmHg，妻子总劝他吃点降压药，程斌却不肯。他的父亲就吃了一辈子降压药，他才 40 岁，不想以后的人生被降压药束缚。

不吃降压药，脚下还是没力，头还是晕，眼睛总像蒙了层纱，甚至连电脑上的数据量表都看不清晰。到了医院，全身上下查了一遍，找不出问题所在。

以前他是体育队的长跑健儿，跑个半小时不在话下。如今，上班下班专车接送，有一次，电梯坏了，才爬了五层楼，就已脸色苍白，心里憋闷，大汗淋漓，两腿发软。

说话的声音也越来越轻，不是他不愿意，实在是提不上那口气！

现在的应酬，能推就推，回家的第一个动作就是将自己放倒在沙发上，连鞋都懒得脱。他实在是累啊！程斌经常自嘲地说，年轻的时候，有时间没钱；年长了，有钱没时间。现在他有钱了，也有时间，就是没力气了。

一、气，是生命银行里的存款

现实问题：气虚，多数人通常可能理解为有气无力，像开篇提到的程斌，整个人透着疲惫不堪。这样就容易理解为一个人整体虚弱。其实如果不加分辨的话，还会和阳虚的怕冷混为一谈。那么，如何和阳虚区分开来呢？

王琦解答：从中医的九种体质分类来讲，气虚体质和阳虚体质是完全不同的两个体质。他们有不同的表现方式。但是，总体来说，气虚和阳虚一样，还是在说“气”的功能。那么既然气是维持人体生命活动的基本物质，是人体的能量，气虚，就是这种能量的缺乏，就是能量比较低下的状态。而在中医里面，气包括元气、宗气、营气、卫气、精气……五脏六腑之气等等。

气虚主要是元气虚弱。由于元气功能低下，五脏六腑以及各个脏腑之气的功能也会随之低下，总体功能就不能够正常发挥，因为人是一个整体，平衡最为关键。比如元气虚导致心气虚，心气虚不能推动血脉运行，人就会出现疲乏、无力；元气虚影响了脾气，脾气虚就会导致消化功能的不正常。

要注意区别的是，我们说气虚体质，一定是说人体气的功能长期低下的一种状态，这才是气虚体质。常见的表现就是面色㿠白，短气乏力，不爱说话，容易疲乏、感冒。有的小孩反复感冒，就是临床常见的复感儿，每个月都要到医院打几次吊针，打完之后，当时好了，过一阵子又复发感冒。这个时候，通过辨体、辨病、辨证三结合，我们就能肯定他是气虚体质了。也就是说，气虚体质是一个人长期“气”不足的状态。

但是气虚与气虚体质有什么不同呢？气虚是中医的一个证型。可能你这段时间因为生病或者太累了，也会出现气虚的症状，等你病好了或者休息了一段时间，这个“气虚”的状态就没有了。

现实问题：提到元气这个概念，生活中并不陌生，伤元气，这样的说法我们也常听到。通常情况下，大家会认为手术，或者大病，都会伤元气。可是在没有这些原因的情况下，人的元气是如何"受伤"的呢？为什么也会气虚呢？

王琦解答：中医认为，人的元气来源于肾，属于先天之气，是父母给的，又经过后天不断补充、滋养的这样一种气，是一种功能的状态。造成气虚体质有两个原因：一个先天不足，一个后天失养，那么后天究竟是什么原因呢？

1. 过度劳累是对气的透支

中医讲"劳则气耗"。我们看很多人的感冒都出现在比较疲劳的时间段里。为什么操劳会耗气？因为气是一种能量，无时无刻都在发挥它的生理功能。工作、学习，都靠这种功能的发挥。如果你在一个正常的范围内利用这些能量，再有规律地用足够的物质去补充，转化为新的能量，那么你的气就损耗得慢。但是如果你消耗太过了，又没有及时补充，能量的支出与供给处于一个不平衡状态，这个气肯定是损耗得快，以至越来越少，还可以把这种能量比喻成我们生命的本钱，年轻的时候透支了，上了年纪就得过穷日子。

2. 躺久了，气也受伤了

有句话说得好：好吃不如饺子，舒服不如倒（躺）着。既然劳则伤气，那我们每天躺着好了。可是有时候，躺在床上时间长了更觉得累，这是为什么呢？《黄帝内经》说久卧伤气呀！气的特点是运动，但是你总是躺着不动，气就不能正常地舒展运动，这样就会造成气运行过程的减慢，气机就会受损，最先累及的就是脾。因为脾位于身体的中部，是气机的转输站，关系着气的上升下降。"脾主四肢"，四肢不运动，自然会更影响脾的运化。所以长期卧床的人食欲差，运化不好，吸收水谷精微的功能就降低，后天之气的生成也就少了，自然就伤到气了。

3. 人要活动，才会产生热量

简单说就是人要活动，才会产生热量。或者是说人体的气和自然的大气要不断交流、吸纳。这个能量，你老不运动就停滞，它就没有这种生发状态了。

就跟汽车似的，有人讲了，奔驰车跑到 100 迈的时候不是它的最佳状态，跑到 160 迈的时候才是最理想的时候。而一般的轿车也存在这样的情况，40、50 迈的时候，开得不畅快，80 迈的时候才舒朗。为什么车跟车的状态不一样？因为性能不一样，功能自然也就不一样了。还说汽车，每天开多长时间是正常的？这都应该有个度。你老不开它就生锈了，你老开它就消耗了。

二、如何判断气虚体质

现实问题：有一对夫妇，太太主外，先生既不主内也不主外，为什么呢？因为这个先生总是觉得累，还没有什么毛病，特别喜欢躺着看书，看电视，书卷气十足。这对夫妇性格十分不同，太太声音脆响，先生声音低下，两个人经常因为声音大小而争吵。在一场意外的大雨中，两个人同时淋雨，太太没事，先生病了……

王琦解答：可以简单判断一下，这位先生有些气虚。

刚才我们说过了，在中医里面，人体的“气”分很多种。我们不说什么气，单从气的总体功能来讲，首先气有温煦的作用。

1. 气虚体质爱感冒

气的温煦除了要温暖你的皮肤，还要温暖你的五脏六腑，这种温暖也是气的能量在释放。显然它是无形的，看不见的，就像下雨了，我们穿了一件隐形的雨衣。如果这个雨衣坏了，或者不起作用了，这个遮风挡雨的作用就弱了，风雨就容易侵袭你，人就容易感冒。所以阳虚体质的人怕冷，有一部分气虚体质的人也会怕冷。如果五脏六腑的气不足，正常的生理功能就会受到影响，各种表现就都出现了。心气虚不能推动气血运行，气血则不能滋养全身：不能上行营养大脑，就会健忘，毛发得不到滋养，就没有光泽；皮肤会苍白，没有血色，中医叫㿠白。这是气虚体质的人气质方面的表现。

2. 性格内向不爱动

有些人看起来性格内向，不爱说话，不爱动，为什么？气不足。本来气就弱了，身体就会选择保持安静地呆着。气虚体质的人总是没精打采的，特别容易累。别人能跑 100 米，他走 20 米就得休息，严重的说几句话就要狠喘一口气，声音又轻，你听着费劲儿，他说着也费力，让他快点吧，铆足了劲，也是上气不接下气。气虚体质的人经常会有身体凉、不温暖的感觉，尤其是出过汗以后。其实这是气虚体质之人自汗造成的。因为自汗是气虚体质的表现之一。中医讲气虚汗多，如同冬天里关不上的一道房门，热气外出。所谓气虚血瘀，人就表现为语音低落，心虚气短，面色晦暗。

3. 稍微运动就出汗

自汗，就是没什么原因自己就出汗，稍微一活动，汗就出来了，而且温度不高，也就有点冷汗的意思了，为什么会冷汗淋淋？因为这汗不是正常途径出来的。

正常的汗液是因为太热，所以汗孔开了，让汗出来，散发一些体温，这是人体正常的体温调节。但是这种冷汗可不同了。本来不热，气的温煦功能就弱，还往外走津液，同时进一步损伤气的温煦，岂不更冷。

这自汗是怎么发生的呢？主要还是你自己的门户大开了。我们的机体表面分布着卫气，如果把卫气比作士兵，腠理就是城门，腠理是什么？腠理就是皮肤或肌肉的纹理，皮肤的纹理是皮腠，肌肉的纹理就叫肌腠。卫气主导腠理的开合，就像士兵把守城门一样。士兵弱，不能很好地把守城门，津液就变成汗液往外跑了。

4. 舌大而且有齿痕

气虚的人舌头很大，没什么血色，仔细看还有齿痕。什么叫齿痕？就是舌头两侧都印上牙齿印了！可不是硬咬上去的，实在是舌头大，跟牙齿撞到一起了，而且又是虚胖，舌头轻轻摆在那，地方不够大，牙齿也就给你留下个痕迹。

脉弱，指细而无力，较绵，你得很用力的地按，才能摸到。

除了这个弱脉呢，还有缓脉，缓慢搏动就是缓脉。别人一息六次，你可能只有一息四至。怎么回事？还是气虚。充盈血脉，靠心气来推动！气不足，推动的力量就不够，脉搏当然比别人慢，比别人弱了。

三、怎样调整气虚体质

现实问题：国外有一位诺贝尔奖得主，他是研究农业、植物的。他的理论跟中医就很像，他说植物生虫子是因为那棵植物不健康，代谢不平衡，叶片上面就会分泌过多的代谢产物，虫子喜欢就过来吃这个叶子，所以说你打农药并不管事，你应该研究怎么样让这个植物健康地生长，让它自己有抵抗虫子攻击的能力。

王琦解答：身体有很多表现是传递给我们的信息，是和整体相通的，只不过我们没有打破隔阂去看。有句话说得好，物必自腐而后虫生。一个人出现了这样的表现，身体内部肯定出现了问题，就要注意调整或者治疗。就拿感冒来说，你反复使用抗生素，就是没有从体质上找原因呀！再比如哮喘和荨麻疹，为什么反复发作？其实就是体质的问题没有解决，你得的不仅仅是这个病，更是通过这个病所反映的你自身的体质问题……我把你体质调好了，自然就不会出这些问题。你还会不敢吃这个，不敢吃那个吗？

1. 妙药玉屏风散，反复感冒最有效

玉屏风散是中医预防体虚感冒的专方，出自《医方类聚》，是体质虚弱者预防感冒的良方，主要能够提升患者的“正气”以抵御外邪。

门诊有个小孩，经常感冒，父母着急啊，每个月都要去医院打几次吊针，管事吗？当时管事儿。但没过多久，又流鼻涕了。后来，他父母就来找我。我一看这孩子，面白，自汗，懒言。小孩子都爱动，他倒好，安安静静的，这个就是典型的气虚体质，当时用的就是玉屏风散。吃了一段时间后，孩子的胃口好了，气色好了，最重要的是感冒的频率也少了，人活泼多了。

玉屏风散这个方子，就三味药：黄芪、防风、白术。黄芪是个补气的

好药，很多中药书籍里面，只要谈到补气，开篇第一个就是它，《别录》里有记载，“黄芪，补丈夫虚损，五劳羸瘦”，所以中医就说黄芪是“补药之长”，专门用来补气。

防风，又叫屏风。《本草纲目》里说：“防者，御也，其功疗风最要，故名。”我们就是用它来阻挡外面的风邪，这也是屏风的作用。最后说说白术。白术，可以补脾胃，燥湿和中。什么是燥湿和中？简单理解，就是让湿气散出去，变干了，那么本来由于湿气太重导致的脾胃不调和也就改善了。《本草求真》里说，“白术味苦而甘，既能燥湿实脾，复能缓脾生津，且其性最温。服则能健脾消谷，为脾脏补气第一要药。”

这三味药，有补气的，有补脾的，还有抵御风邪的，既解决了根本的气虚问题，还可以抵挡外邪，可不就是咱们人体的屏风吗？

而且这个玉屏风散治疗气虚自汗的效果也很好。我们在治疗气虚感冒的时候，在他不发病的时候，我们就用补气的药，这里没有治感冒的药，当他把气虚的问题解决了，他感冒就不再发作了。

碰到反复感冒的病人，我一般都是把这个作为基本方，再调调药，效果都不错。上周三有一个复感儿，我开的也是玉屏风散治好了。中医治病有一个重要的思想，他认为疾病之所以发生，是邪气和正气斗争的结果。如果正气旺盛，邪气就低落。有的时候我们不主张一味祛邪，因为祛邪的时候也会伤正，就是投鼠忌器了。这个时候强调扶正才为上策，因为扶正就是驱邪，正气旺了，邪气自然就弱了。比如说治疗痢疾，拉肚子，也要注意扶正。疟疾是什么呢？西医认为是疟原虫导致的，要把疟原虫弄出去。而中医针灸了某一个穴位，使体内整体进行调节，疟原虫就不活动了，不活动了就不发烧了。这个针灸不用药物，他是调整了身体的免疫状态。

2. 平时常按足三里，益血补气又健脾

在北方，妇女做月子都会吃上几只老母鸡，用来养血补气。“常按足三里，胜吃老母鸡”，这句话流传了不知道多少年了，可见咱们中医文化就在日常生活里。这个足三里可是经络学说中很有名气的穴位，位置大概在膝盖外下三寸的地方。你去看人体的经络图，很容易就会找得到。这个穴位能健脾益气，促进气血运行，提高人体正气，气虚体质的人应该经常按摩这里，会收到很好的效果。

其实在我们的生活中，益气的食物还不少，像山药、豆类等等。有人说千年人参可以补气，但是人参补气的力量比较强，不适合长期吃，要想长期调理，选用党参比较好。党参的作用和人参差不多，力量相对稍微弱一点，没什么副作用，长期慢慢地补气，适合气虚体质，要缓图渐进。我在临床上也常用。《本草征要》里就有一段对党参的描述："补中益气，脾肺均宜。……鼓舞清阳，常服有济。"

3. 补气就要多睡觉

除了饮食，在生活起居上也要注意，尤其不能熬夜，不要劳累太过，否则，很容易就把你的正气消耗掉了。而且要保暖，不能只要风度不要温度。夏天由于天热，汗出得会比较多，这个时候就要注意了，因为你的正气可能正跟着你的汗液往外跑呢，所以更要注意休息，午间小憩一会儿，起来后精神也爽朗。

4. 别让过度运动伤了元气

剧烈运动，将会过犹不及，尤其在运动后出汗，又被风吹到，很容易就感冒了，感冒就得调节元气战斗，久而久之，元气也消耗了，反而是得不偿失。体质偏颇，是一个先天或者后天长期不注意形成的状态，要调整这种状态，也需要一个过程。不管是饮食还是运动，都需要持之以恒。

四、减肥，减的不是脂肪而是正气

现实问题：20 世纪 40 年代，一场浪漫的《罗马假日》将纤瘦的奥黛丽·赫本推到众人面前。人们惊奇地发现，她瘦得美丽而高贵。于是一场盛行全球的“以瘦为美”运动轰轰烈烈展开了。但是很多女孩忽视了一点，美丽的公主虽然体瘦，但脸色红润，神采奕奕。

王琦解答：说起减肥，一个减肥女孩曾经给我写过一封信，现在，她经过我的治疗已经恢复了健康。

“……减肥，我要减肥，最好一天掉 10 斤肉。然而突然有一天，站在镜子面前的我，脸色蜡黄，锁骨外露，肋骨突出，甚至能隐约看到突兀的胯，这是我要的美吗?

身体瘦了，脸上粗糙了。已经有半年了，月经像消失了一样，没了迹象。声音轻了，妈妈说，看见我就有憋闷的感觉，总对我说，你能不能多说几句话，声音大点好不好，怎么就像蚊子唱歌……这个时候，我心里好烦，我想要大声一点，却提不上来那口气，我好想躺下呀，什么也不想，不动。因为我疲乏无力。和妈妈上街，才走了十几分钟我已经蹲在了地上，虚汗淋淋，妈妈说我还不如一个 60 岁的老人。记忆力差了，老师昨天才交代我的事，一转身已经想不起来具体是什么了，注意力总是涣散，对面的人在说话，我只能看到他嘴唇的开阖，却不明白其中深意。越来越像林黛玉，一场雨、一阵风，都能让我病两个星期，不发烧，却总是脚底踩棉花一样轻飘飘。越来越没精力与朋友相聚，每天只想躺在床上，睡不着，也宁愿这样浑浑噩噩地躺着，任凭头昏昏、眼沉沉，意识漂移，除了上课再不想踏出寝室门一步……”

最后，这个女孩在落款的地方画上了几滴眼泪和几个问号，后来她来到了我的门诊，我告诉她，这是减肥造成的气虚表现。那么，为什么正气随着体重往下减呢?

我们说作为身体能量的气，有先天的元气，也有后天的宗气。怎样理解宗气呢? 每一天，我们吃进食物，经过脾的吸收运化，游溢出水谷精微，脾气散精于上与从大自然吸进的清气混合而成宗气，宗气循环全身，与元气合而成为脏腑之气。

但是减肥者往往从控制饮食开始，饮食摄入减少，直接导致的就是后天之气的不足！人的身体活动是不变的，要满足这种活动，当然得动用身体里储存的能量了。于是迫使元气老将出马调整内乱。这内乱就是快速减肥造成的。

人的身体每天都在自行调理，使之处于平衡的状态。如果细心观察，就会发现很多蛛丝马迹在提示我们身体在努力工作着。快速减肥使身体机能无法适应，身体里的平衡被打破了。那么对于身体来说，这样的减肥无疑就是一场身体内的动乱，元气需要派遣更多的兵去协调，而在没有外援支持，内乱未定之时，卫气虚弱，就像临时搭建的木质栅栏，一碰便倒，病邪借机乘虚袭来，大面积攻城略地……如此反复，就耗损了我们的元气。

元气是先天之气，是父母留给我们的珍贵礼物，我们应该好好使用它，保护它，用后天的水谷精微来补充它，滋养它。一场减肥大战，减掉脂肪的同时也损耗了正气。

五、揭秘气虚体质的反复感冒

现实问题：可以肯定的一点是：气虚体质的人容易反复感冒。就像经济危机，单位要裁员，裁谁呢？肯定裁掉工作能力差的，这是你自身的问题。身体生病的时候，不是邪气太强，而是我们的正气曾经受损或者正处于虚弱的状态。咱们看几个人在一起，年龄差不多，衣服薄厚也差不多，突然刮风下雨了，有的人病了，有的人却没事。

王琦解答：《内经》里说："勇者气行则已，怯者则着而为病也。"勇者呢，讲的就是正气很足的人，气血运行很顺畅。这种人的卫气充足，身体的城墙很坚固，把外邪牢牢抵挡在体外，当然不生病了。

那么怯者呢，指的不是胆怯的人，而是正气虚的人，正气虚的人看上去没有精气神，稍微淋点雨，不坚固的围墙就把外邪放进来了，体内的正气又不足，不足以和外邪争斗，于是就病了。究其根本，是外因作用于内因导致发病。即使这次好了，防御功能还是没有建立起来，特别需要亡羊补牢。

1. 气虚了，感冒总也治不好

假如病邪来了，首先卫气要第一个参与战斗，什么是卫气？卫就是保卫，如果人体是城池，卫气就是城墙或者先锋，是抵抗敌人的第一道防线。这个时候疾病还在表面；如果卫气不足，邪气开始攻城略地了，疾病也就深入了。这个时候身体开始对元气调兵遣将了。也就是说，卫气是兵卒，元气是老将，老将在危急时刻才出马，把老将都叫出来了，元气也就损伤了。

所以说，气虚体质的人，首先表现出来的就是免疫功能下降。比如说春天流感多发，气虚了，对于细菌病毒这类外敌的抵抗力就弱，特别容易中招。如果你不讲体质单讲治病，感冒发烧就挂吊针，感冒症状没有了就回家，再感冒再来打吊针，这是治病的角度不是调理体质的目的。

2. 气虚了，发烧都没动力

多数人是低热，或者不发烧，但是持续时间长，时好时坏。所以这个感冒看上去不重，最多咳嗽、打喷嚏、流鼻涕、吃饭不香、活动怕累。但是，老也好不了，缠绵了几个星期，刚好一阵，出去走一圈，稍微着个凉、吹吹风，又感冒了！反反复复，一个月折腾几次，气更虚了。通常这种感冒，我们就会辨证为正虚外感。

为什么气虚感冒的人大多不发烧呢？在中医看来，就是正气虚弱没力气和邪气搏斗，发烧其实是正气和邪气正在做激烈斗争的“现场”效果。正气不够强，打都打不起来，只在小范围里表演一下花拳绣腿，就算发烧，也是低烧，持续时间很长。所以老年人感冒一般都以低烧为主，而且缠绵，为什么？年纪大了，元气少了，气当然就虚了，所以老年人更要注意补气的问题。而不是气虚体质的人，虽然感冒起来容易高烧高热，但是很快能痊愈，预后很利落。

3. 气虚感冒时，需要补中益气汤调体质

从体质学的角度来说，你是一个气虚体质，就需要补益中气、升阳固表。有一个常用的中药名方，我可以推荐给大家，就是“补中益气汤”。临床上我经常用它加减。补中益气汤，方剂出自元代医家李东垣的《内外伤辨惑论》，由黄芪、柴胡、甘草、人参、当归、陈皮、升麻、白术共10味药组成。

不要小看一场感冒，从感冒时身体的各种表现，就能看出身体的正气是否虚弱。

每个人的一生当中，都会有很多次感冒。你这次感冒和上次感冒，跟你以前感冒有什么不同？比如说我上次感冒就发高烧，这次我就没烧，那么你就要警惕了，要有这个意识，长期地观察自己，就能读懂自己身体的语言了。

气虚质总体特征：元气不足，以疲乏、气短、自汗等气虚表现为主要特征。

形体特征：肌肉松软不实。

常见表现：平素语音低弱，气短懒言，容易疲乏，精神不振，易出汗，舌淡红，舌边有齿痕，脉弱。

心理特征：性格内向，不喜冒险。

发病倾向：易患感冒、内脏下垂等病；病后康复缓慢。

对外界环境适应能力：不耐受风、寒、暑、湿邪。

气虚体质基本方：补中益气汤

附：气虚体质可以这样吃着补

1. 黄芪童子鸡

取童子鸡 1 只洗净，用纱布袋包好生黄芪 9g，取一根细线，一端扎紧袋口，置于锅内，另一端则绑在锅柄上。在锅中加姜、葱及适量水煮汤，待童子鸡熟后，拿出黄芪包。加入盐、黄酒调味，即可食用。可益气补虚。

2. 山药粥

将山药 30g 和粳米 180g 一起入锅加清水适量煮粥，煮熟即成。此粥可在每日晚饭时食用，具有补中益气、固肺涩精的作用。

3. 平时可以适当多吃的食物

粳米、小米、黄米、大麦、莜麦、黄豆、白扁豆、豇豆、蚕豆、豌豆、土豆、白薯、山药、胡萝卜、香菇、鲫鱼、鹌鹑、鹅肉、鸽蛋、鸽肉、羊心、羊肚、莲子、菱角、猴头菇、蘑菇、芡实、红薯、栗子、人参、黄蟮、虾等。

4. 尽量少吃的食物

荞麦、柚子、生萝卜、柑、槟榔、空心菜等耗气的食物。

网友 1 提问：我的丈夫今年 40 岁了，总说自己浑身无力，头晕目眩，不想动，爱犯困，这种情况已经持续几年了，可是到医院全面体检，也没

查出什么，这是怎么回事？平时我给他买些什么补品？有简单有效的食疗方法吗？

王琦解答：这些症状与气虚体质者的表现较为符合，对于气虚体质来说，由于身体的“气”处于一个相对偏虚的状态，比如脾胃气虚，会出现消化不好，不想吃东西，常常觉得浑身无力；气虚时，清阳之气不能上达，会导致头晕目眩等症，由于这些都是一些功能的低下，一般都不会有器质性病变，所以体检时往往结果都正常。平时可以吃一些补气为主的食品，比如常吃山药粥、黄芪炖鸡等等。

网友 2 提问：我母亲有高血压，前年查出脑供血不足，经常头晕。目前她的身体很虚，腰腿疼，走路上不来气、胸闷，平时吃饭不多，大便不成形。近几年变得不爱说话，听人说话时间长了就心烦。灵芝和黄芪煮水是否对老年人比较有益，能否和十全大补丸一起服用？谢谢！

王琦解答：气虚体质的人本来“气”就不足，气不上达，会头晕；肺之气不足，会走路上不来气、胸闷；脾气不足，消化功能减弱，会影响食欲，大便也会不成形。说话多了耗气，所以气虚体质的人都不爱说话。

灵芝和黄芪煮水对气虚体质的老年人有好处，可与十全大补丸一起服用，但也要注意适度。上述药物对其他体质的老年人就不太适合。

网友 3 提问：我前些天吃坏了肚子，上吐下泻，上医院打了点滴，病是好了，但是汗多了，出汗以后背后凉飕飕的。现在说话都觉得费力，记忆力也变差了。走路没力气，站不住，老得找个东西扶着。我妈说是元气大伤了。有没有什么危险？

王琦解答：大的危险倒是没有，但由于打点滴多少会有一些副作用，从您的症状看，病后初愈，体内的正气不足，所以出现上述情况，建议找有经验的中医大夫进行补益正气等方面的调理，体内正气充足了，上述症状就会得到改善。

网友4提问： 我的女儿今年5岁，经常感冒，平均一个月得有个一次，感冒了也不会很快就好。平时她就不爱动，也不爱说话，胃口不是太好，身体比较瘦。我们经常买营养粉、维他命奶给她吃，但体质还是很弱，我和她爸爸非常着急。请问，有什么快速有效的方法能改善她的这种体质呢？

王琦解答： 您女儿属于比较典型的气虚体质，气虚体质由于卫气不能固护体表，当受到外邪侵袭时，常常会比一般人容易感冒。平时不爱动，是因为脾主四肢，脾气不足，就会觉得乏力懒动；脾又主运化，脾气虚就会胃口不好；说话是要耗气的，肺气不足，就不爱说话。由于脾胃气虚，消化吸收功能障碍，营养粉、维他命无法吸收，所以服用也不会太管用。建议找中医大夫以补益脾胃之气等法使气虚体质状态得以改善，身体就会逐渐变强起来。

体质四 痰湿体质

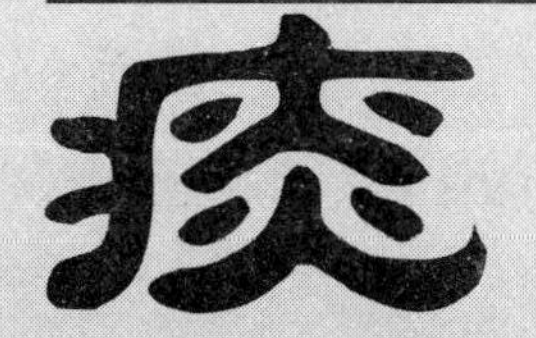

派

八九点钟，为什么想睡回笼觉？

除了午晚时光，如果一天闲着没事儿，你最困顿的是哪一会儿？

想下来，不少人会吃惊地发现：是八九点！大早上的八九点！

为什么呢？有的人估量着：熬夜了，睡眠不足？那先试试早睡早起，坚持几天。晨困好了？那确实是睡眠不足。没好？在朝阳正好的时刻，仍旧想睡一个回笼觉？

也许，你的小脾阳是为“湿”所困，为“痰”所蒙了。

早晨7点至9点，气血的周身循行正经过胃经；9点至11点，则居脾经。脾胃不足的症状，在这个敏感的时刻最容易显现出来。湿困脾土，便觉身体沉重，慵懒无力；痰蒙清阳，便觉心意疲惫，精力难聚。

如同一个阴霾弥漫的早晨，雾气笼罩，太阳也隐隐失色。

脾阳，此时，只想睡个回笼觉，你便也昏然欲睡了。

◆ 我们需要了解的7个问题

1. 胖人为什么胖肚子？
2. 怎样知道自己是否痰湿体质？
3. 为什么会晨困？
4. 身体内的痰和湿是什么？
5. 脾胃的功能和产生痰湿有什么关系？
6. 痰湿体质容易得什么病？
7. 如何调理、改善痰湿体质？

故事

灌了铅的生活，沉甸甸。

沉甸甸的感觉是什么样的？未过不惑的罗明现在已经感受到了，但，这并未给他带来一丝充实感，反而如同置身深海，氧气足够，却无法缓解胸口的憋闷感。

20岁的时候，还在工学院念书，什么都没有，只有对未来的期盼。生活，似乎是等待着被填满的一份空白，不拒绝一切新鲜的给养。自己分明是等待着被委任的一条好汉，不错过一切光鲜的机会。虽是男儿，一头乌黑油亮的浓发也是为女生们称羡不已的；棱角分明的五官和挺拔的身材，沉默时也透着力量；排球场上，跑位迅捷，击球每中，挥洒自如。神采奕奕，是天空的色调，更是青春的素底。

毕业后来到柴油机厂干技术，也算平静。工作三年，成了家，小窝空空，开始想办法赚钱了。凭着机灵的脑子和谈吐，被破格提拔为销售部副主任。20世纪90年代末，内地和港澳以及东南亚的贸易往来正如火如荼，市场在那儿，对胆大的先行者来说不过是囊中物。只有一关横在眼前，便是酒会。罗明也不例外。

宴席上酒酣耳熟，即使是陌生人也顿生几分情义，惺惺相惜一番。开始的时候，应酬也就每个月一两次，后来成了家常便饭。罗明每日到办公室坐坐，看看新闻，便带着合同到酒楼去了，本地的、外地的，没有区别，不外乎那八大菜系，四大口味。

习惯了宴席上的饭菜，渐渐地，罗明吃不下家中的粗茶淡饭了，不香，不解馋，没有食欲；习惯了五星级酒店的舒适，住不了家中的板床了，不软，不松，浑身别扭。

30岁时，罗明发现自己开始脱发，护发素也无济于事，中央地带慢慢浮现。头发少了，却透油，每日一洗，也撑不住一整天。大肚腩吹气球一样鼓了起来，妻子打趣说：罗明，你这裤子，两个衣架子都快架不住了。

这一年，罗明因开拓市场工作杰出，升到了副厂长的职位。办公室更高了，直梯直达，省事不少。渐渐地，罗明回家爬个四楼也喘吁吁、汗涔涔的了，身体似乎失去了控制；喝酒不太在行了，每每巨吐不止，罗明开始培养能喝酒的得力助手；吃起美味佳肴也不甚稀奇，肚子古怪地翻江倒海，不合时宜地排气，吃了多少清肠保健茶也顶不长久。

妻子说他的鼾声越来越响了，罗明自己听不到，但他发现早晨起来时，总有一口痰黏在嗓子眼儿里，从不缺席。有时走在路上痰一下子就涌上来了，罗明开始习惯随身带着一包纸巾，以备不时之需。看大夫，说是慢性咽炎，吃了各种消炎药仍旧反复折腾。司机小陈说，大家伙儿都这样，不碍事儿。罗明心里很不是滋味，有一种黏糊糊的感觉，从身上，到心头，让他轻松不起来。贴身的衣服明明是刚买的，妻子说是棉加莱卡，又透气又吸汗，罗明却只觉得身上时时像打过了一场球，汗糊着一般难受。在办公室吹着空调还感觉好些，但每每朝会后却又止不住困倦之意了。

罗明35岁的时候，厂子改制了。他一跃而上成了董事长。生活更停不下来了，吃着，喝着，坐着，躺着……对那些莫名其妙的不适感，熟视无睹着。

只不过，那一份沉甸甸的感觉更加挥之不去，仿佛整个人都灌了铅。从白手起家到事业大成，由物质空白到财富满溢，背后却隐着不能承受之重感。

罗明还不知道，这样下去，他将长驱直入糖尿病、高血脂和脂肪肝的病区。

一、我们为什么会胖起来？

现实问题：去年，患有糖尿病综合征的香港艺人肥肥小姐去世了。境内外的媒体都做了详细的报道。她是一个很出色的艺人，大家都觉得很难过。遗憾的是，肥肥生前一定不知道自己是什么体质，如果全面了解了自己的体质，也许会改写人生。

王琦解答：事实上，像这样的人有一个很大的群体，他们有着共同的体征——肥胖。什么样儿人得什么样儿病，这叫趋同性。先不说糖尿病，仅仅肥胖就应该让我们警惕了。

通常情况下，我们医院在治病的时候会把病和人分离，只说病不说人。可是在确诊糖尿病之前呢？你是什么样的人呢？虽然有数据说，目前糖尿病的患病率接近3％，但不能说每个人的患病概率都是3％，这个数字只是个平均值。患不患病是有多种原因的，一类是先天因素，一类是后天因素，它是共同起作用的。如果他本身是糖尿病体质，得糖尿病的概率就比不是糖尿病体质的人大得多，而不是糖尿病体质的人，得糖尿病的概率就会小一些。

一方面，同样是饮食失调，大鱼大肉，具备了产生痰湿的原因，但并不是每一个人都会成为痰湿体质，不是每个人都会吃胖，这跟人种、地域都有关联性。反过来，有人说我不是糖尿病体质的人，就不会得糖尿病。我说不一定。你长时间的饮食起居不合理，肥甘厚腻，造成脾胃运化失调，肚子慢慢变大，得糖尿病的几率也会升高。为什么呢？因为体质是可以改变的。一个糖尿病体质的人，平时很注意自己的饮食、生活习惯，得糖尿病的几率就会降低，发病年龄也会延迟，甚至不发病。

“五脏皆柔弱者，善病消瘅。”这是《黄帝内经》里面的话，“消瘅”相似现代说的糖尿病。常年不合宜的饮食习惯，首先会出现形体上的改变，比如肚子大了起来，胳膊腿细了起来……这些改变说明你的脏腑功能已经开始失调了，患各种病的风险都增加了，糖尿病就是其中之一。

现实问题：说起糖尿病、高血压和高血脂，过去的时候没有这么多的人患这类疾病，现在我们身边到处看得到。尤其吃饭的时候，总能看见有人给自己打胰岛素。多数人认为这些富贵病直接和肥胖有关，认为警惕发胖十分重要。可这胖究竟是怎么形成的呢？

王琦解答：他也有一个年龄段的问题。人呢，往往在35岁以后，雅称“发福”，实际上这“福”还是要置疑一下的。为什么35岁后会普遍出现这样的现象呢？是不是身体即将失调发出的信号呢？

35岁以后的运动量和代谢功能跟35岁以前是不一样的，运动量减少，代谢调节能力降低，加上膳食结构不合理，必然容易发胖。尽管现代医学量化了诊断标准，讲肥胖的时候，结合身高用公式标准把体重算出来，你超过了多少？是中度肥胖还是重度肥胖？看得很清楚。但在治疗方面，确实没有好办法。全世界的医学都在研究肥胖，为什么没解决？那么多的胖人都在减肥，为什么老是反弹？美国研究了很多新药，但是有没有一种很有效呢？他们有没有找到肥胖的原因？没有啊。所以治疗上以减法为主，减脂肪，人为地增加运动量，少吃喝，多排泄。

1. 大肚子胖人，是痰湿在“堆积”

我们都会留意到：胖有很多形态，为什么有人胖在小腹上？有人则全身都胖？有没有一个医生能清楚地告诉你：你这个肥胖与他的肥胖不同，你叫做痰湿肥胖，他叫做阳虚肥胖？

我们的调查研究说明：肚子大的“胖”人，多数是脾气运化功能衰弱导致的营养物质“堆积”。我们认识肥胖的时候有个理论叫做“津液不归正化”，就是说你饮食所得的营养物质正常转化的时候可以变成津液，可是当脾气运化功能不强时，不能归于正常的转化，那就变成湿、瘀、痰，在体内堆积。而痰湿体质的一个重要的表现就是大腹便便，说明这个胖不同于其他肥胖。

我们正常人每次吃完饭后，肚子都会鼓起来，但是随着饮食的消化吸收，精微物质被人体吸收，糟粕形成二便排出体外，这个鼓出来的肚子会慢慢复原。脾气功能健运时，它的升提能力很好，反映在他腹部肌肉的拉伸功能也很好。于是每次消化吸收后，肚子里空空如也，腹部肌肉可以恢复到未进食的状态。但是由于脾失健运，升提的功能减弱了，腹部肌肉的弹性也降低了，等到消化结束后，腹部肌肉慢慢难以恢复原形，逐渐就形成了胖肚子。

针对这种体质的胖人，我们在治疗中就给他加强脾的运化功能，是加法。虽然这个加强过程费时不少，但它能固本培元。

中医在《黄帝内经》中已经把肥胖的人分为3种，分别是脂人，膏人，肉人。膏人，就是肚子很大的胖人，不仅胖，关键是肚子特别大。大肚子的历史人物应该是董卓了，据说董卓死后，被暴尸东市，守尸吏把点燃的捻子插入董卓的肚脐眼中，点起天灯。因为董卓肥胖脂厚，“光明达曙，如是积日”，灯火着了好几天才熄。

2. 还有另外两种胖人

如果这个人仅仅是胖，肚子并没有凸显出来，我们就不认为他是痰湿体质，治疗也有所不同。比如脂人，也是肥胖的一种，但四肢肌肉很匀称，脂肪多，肉很松软，走起路来富有弹性。皮肉紧凑，说明这个人气血很充盛，肌理致密，弹性很好。

肉人，是指肌肉很结实，没有什么脂肪堆积，体格健壮的人。像我们平常说20多岁的精壮小伙子，一身的腱子肉，透着一股阳刚与活力。在很多小说中，肉人也成了男子汉大丈夫的标准，项羽、关公，声高气粗，浑身是劲，这样的人就是肉人。

二、身体里的痰和湿是怎样产生的?

现实问题: 在我们的生活中，痰、湿这两个字经常出现，但是人们却不一定知道，它们有不同的含义。但是不管如何理解，如果身体里面的痰湿过量，就是病了。那么，痰湿体质的“痰”是什么?“湿”又是什么?它们一块儿出现吗?为什么要一并来说?

王琦解答: 我们单看这字面：津、液、湿——都是以三点水为部首的，说明与水有密切的关系，独独这个“痰”字内含两把火，怎么回事呢?

先说说人体的水液代谢过程，正常情况下，食物和水进入身体以后，经过脾气的运化，变成津液等精微物质“运输”到全身各处。津液是什么呢?就是人体内一切正常水液的总称，包括内存的体液和正常的分泌物。津呢，较清稀，流动性较大，布散在体表皮肤、肌肉和孔窍中，并且能渗入血脉，起滋润的作用。液呢，就稠一些了，流动性较小，灌注在关节、脏腑、脑、髓等组织中，起濡润作用。因为津液可以相互转化，所以常常一并来说。

1.“脾”气虚弱，食物难以运化

湿，是怎么来的呢?中医有一句话叫做“津液不归正化”，喝进来的水，吃进来的食物不能正常地运化吸收，不能转化成为人体可以利用的津液，就变成了中医大夫口中讲的“水湿”。那么，水和食物能否转化成为人体吸收利用的津液，关键看脾气的功能是否强健，所以说脾有“后天之本，气血生化之源”的美誉，如果脾的功能出现了疲软，水液和食物就变成了水湿，继而会让人感觉到腹胀，腹满，有时会有呕吐感。

水湿停聚过多就成了饮，饮积聚过多，又受热邪煎炼，就成了痰。也就是“湿聚为水，积水成饮，饮凝成痰”。痰稠而饮稀、痰浊而饮清。

2. 身体内的“痰”在哪儿?

现代医学认为，人的呼吸道，也就是气管、支气管，它们的表面都有一层黏膜。这些黏膜都会分泌一些黏液，发挥两个作用：一，湿润体内空气，以免干燥的空气刺激人体内娇嫩的肺泡组织；二，粘附去空气中大量的细菌微生物和灰尘，最后在呼吸道纤毛摆动的作用下，就是咳痰的那一个动作，把这些过滤下来的东西排出体外。

可是人们对“痰”的理解往往都局限在咽喉里卡着的那一种了，我们怎么从自己的身体内部观察到“痰”的迹象呢?

在中医学中，吐出来的痰只是一个狭义的痰。“痰”涵盖的是一个广泛的概念，只要你的津液积聚了，停留了，处于一个不正常的运行状态，它都叫痰。一般来说，“炼液为痰”是一个复杂的过程，因为痰开始都是液态的，是停滞的水液，但是淤在那里时间长了，就成了有形的物质。比如说身上长了一个肉疙瘩，西医叫脂肪瘤，中医叫做痰核。实际上它就是人体脂肪代谢失常的病理产物。

从这个角度来说，“痰”是千变万化的。很多疾病的表现都可以归结于痰，比如说男性的阴茎硬结症，组织里长了一个硬东西，影响了勃起功能，手摸上去能感觉到硬结样，这就是痰核。而女性的子宫肌瘤当然也在痰核的范畴。

“痰”的治疗难度很大。有人形容说：“痰核”就像油漆，黏着在那里，你要去磨去抠，一点一点把它“咔哧”掉，需要反复冲、磨的过程。所以我们又把治“痰”时用的方法叫做化痰、涤痰、消痰。不少的药物也都是本着“消”、“磨”的方法把痰去掉。

我记得有一个很胖的病人，找我看病，但是他不是来找我看胖的，他的身上长了一大堆脂肪瘤。长一两个的可以通过手术挖掉，但是全身上下，到处都长，外科大夫就犯难了：如果全挖了，那身上还不是百孔千疮了吗？问题是，挖了以后并不能阻止以后还长呀！而中医呢，就有了很全面的认识，这是痰，按照治痰的方法去治就治好了。

3. 脾虚了，不想吃不想喝

打个比方，自然界中的河水、溪水都是长年流动的，那叫“清润”，流动变缓慢的或者不流动的都会出现不同程度的淤堵现象，有的甚至变成了臭水沟，那就是“浊腻”。身体里的津液也是流动的，当津液流动缓慢甚至不流动时就变成了黏腻、秽浊的“湿”，说明水液代谢出了问题。观察一下，有很多水湿困重的人，身上都有一股非常难闻的味道，他们睡过的房间也特别潮闷，味道很大。这些人身体里的废水出不去，自我感觉也是很沉重的，身体不轻盈。

其实，不论津、液、湿，还是饮、痰，都可以列入水液的范畴，只是所处的状态不同。中医的后世医家们根据水湿的种种表现，总结了“湿”的性质——重浊黏腻。我们可以看出，和水相同的是它们的运动趋向，都是向下的，不同的是：一个是“润下”，一个是“重浊”。

我们自己留心一下，在脾虚的时候，你会出现食欲不振、渴不欲饮的情况，中医叫做纳呆、纳差，其实身体已经开始自我调节了，既然消化不了，就让你变得不爱吃，少吃或不吃，减轻脾的负担，给脾恢复运化功能创造有利条件。现在有人提倡每人每天 8 杯水（1500ml），这是机械的，死板的。每个人的情况不一样，高矮胖瘦、胃大胃小、脾健脾虚都不一样。

举个例子，夏天很热，你从外面回来，一下子喝了很多的水，就会感觉肚子胀得满满的，半天下不去，人很累，四肢无力，稍微一走动，还有点恶心，想吐，心跳也快，悸动不安，微微头晕；还有人吃过饭以后，腹部胀了起来，大半天都消化不完，为什么？因为脾虚弱的时候，喝一点水也消化不了，更别说吃了很多食物。实际上，即使脾气功能健旺，喝了很多的水以后也会出现这种情况。

4. 脾虚了，容易闹肚子

从全身来看，整个儿消化系统的功能都不好，还有就是大便不成形，稀稀拉拉的，中医叫便溏。严重的时候甚至出现完谷不化，也就是稀便里面还夹杂着没有消化过的食物。这是因为脾气功能减弱，消化不了造成的。

脾虚还轻的时候少喝点儿水是有好处的，如果湿浊比较重了，就得要通过治疗来调整了。

有人说，美容就要多抹滋润霜，脸上贴黄瓜片、西红柿片，皮肤可以从里面吸收到水分。但是和每天喝的水相比，基本上这些从体外，从皮肤吸收进来的水量是可以忽略不计的。

三、痰湿体质，从头发说到肚腩

现实问题：古人说“五谷养人”，而不是“鱼肉养人”；既然作为长期食物，没有比五谷再好的了，那么痰湿体质的人一定是多食了非五谷的肥甘厚腻食物。

王琦解答：古人在临床上观察到，爱吃甜食、大鱼大肉的人，头发特别容易脱落。主要是因为这些食物滋腻厚重，不容易消化，使脾气的运化功能出现障碍，无法正常运化成为水谷精微，反而变成痰湿内蕴。我们看看他们从头到脚发生了什么变化：

1. 痰湿体质的人爱脱发

对于头发的认识，中医认为主要是与肝血和肾精有关。肾精决定了头发的多少，头发的软硬荣枯，先天肾精不足，可以导致头发枯黄稀疏；另一方面肝肾精血负责头发的日常养护。这种情况下，多吃补益肝肾精血的黑五类食品和一些坚果可以乌发、美发。

但是，痰湿体质的脱发很不同，这种脱发就不是枯黄干脱的，因为痰湿内生，血瘀血热，熏蒸发根，头发、头皮就出现了油腻瘙痒。

2. 额头油光光，肿眼泡

痰湿体质之人的额头也是油光可鉴的。痰湿体质有一个虚实互杂的问题，既有以脾失健运为主的正虚，又有痰湿交阻的邪实。湿性重、浊、黏、腻，所以皮肤排出来的就是油状的湿。

然后呢，肿眼泡也是一个常见现象。

中医认为肉轮与脾是同属的，肉轮就是指我们这个上下眼睑。脾气健运与否决定了肉轮是否臃肿荣润，肉轮的颜色、形态也体现了脾气功能的强弱。痰湿体质的人，脾失健运，痰湿内蕴。由于痰湿自身黏腻的特点，阻碍了气的上下运行，导致代谢不利，容易造成痰湿的堆积，甚至出现脾气下陷。所以在肉轮这个特殊的脾气反映点上就出现了眼泡肿，眼皮下垂的表现。

3. 中年前后，肚子大了

开头时我们谈到了胖肚子的问题。痰湿本来就是代谢产生的废物，自然表现出一派过剩和拥塞的景象。多数人认为，中年发胖是一种客观规律，是生命进程中的一个必然环节，就像青春期、绝经期一样。我认为，这个话要一分为二地说。首先是这个阶段容易发胖，其次是在这个阶段有的人发胖、有的人不发胖，既跟年龄有关，更和你的生活习惯有关。

“容易发胖”主要是因为在中年前后，人的脾胃代谢功能有所降低，所谓盛极而衰，这是人人必经的过程。在女子而言，“四七筋骨坚，发长极，身体盛壮。五七阳明脉衰，面始焦，发始堕。”也就是说女子 28 岁～35 岁间是身体状态的鼎盛时期，过了 35 岁，整个体力和活力会呈现下降趋势；在男子呢，则是“四八筋骨隆盛，肌肉满壮。五八肾气衰，发堕齿槁。”也就是说这个鼎盛期是 32 岁～40 岁之间。

既然鼎盛期已过，发胖，必然就与没有调整的生活方式关系密切。像公司的白领们，工作压力大，应酬多。陪客户吃饭，一桌子的酒肉，本来就不太好消化，还要边吃边想着谈工作，商场如战场，脑子里那根弦绷得紧紧的，影响脾胃的运化功能。没有应酬的时候呢，在单位朝九晚五地呆着，对着电脑干活，中午一份工作餐，吃了之后又窝在小隔间里继续上网，或者打牌，下班回家也多是坐着看电视。一天下来，除了喝水、吃饭、上厕所，几乎没有别的运动了，气血怎能不壅滞呢？

4. 爱出汗是因为“气道”被痰湿堵住了

生活中你去观察一下，什么人爱出汗？一般是肥胖人特别容易出汗。这跟痰湿体质是密切相关的。

中医认为汗是阳热熏蒸，是阴液转换而产生的。但除了这种，气虚不固，门关不上、关不紧，也会导致出汗。这点我们会在阳虚体质中详细谈到。

痰湿体质的人容易出汗，主要是由于大量的痰湿在体内堆积，使得气道不畅，气机阻滞，郁而化热，热又熏蒸津液，导致动辄汗出，吃个饭，走个路，都比别人出的汗多。

四、从脾虚到痰湿的全程演变

现实问题：我们小时候吃饭，长辈们都会说，好好吃饭，不许说话。乍一看吧，这些规矩都挺古板的，一点都不人性化，有些封建家长制。但是老祖宗明白，如果在吃饭的时候分心做别的事情，会影响脾的运化功能，影响健康。至于现代人根本就不在乎这些了。

王琦解答：“食不言”是一种很本质的关怀。行走坐卧确实要认真，得下功夫养成好习惯。

老话说：坐如钟，立如松，行如风，卧如弓。要站有站相，坐有坐相，都不是废话，这些近乎严苛的姿态要求，是历代有心人总结出来的，最宜于持久养生的细节，能使气血运行流畅。你看看传统中国式的家具，最普遍、最上等的都是木头制作的，硬。比如客厅里的木椅，让人坐上去就不由自主地立直了脊梁，和现在的西式沙发完全不同，不可能让人像一堆泥一样“萎”下去。软式沙发尤其容易让人养成爱“窝着”的坏习惯，这个“窝”的姿势是不利于脾胃消化的。

现在的工作培养出了坐班一族，手指头勤快，眼睛耳朵勤快，身体其他零件倒成了副架子，随便地往哪儿一摆。尤其是胸腹这一溜儿，成天“窝”着，又给气血的运行增加了几分人工障碍。痰、湿、瘀都堆在这儿，堆成了胖肚子。

结果就出现脾弱身胖这种病态现象，脾的功能强弱，与痰湿的生成关系密切，我们可以了解一下脾虚的全过程，体会一下痰湿的生成历程。

首先，一个健康的人，才有健康的机体。“春风得意马蹄疾，一日看尽长安花。”这时当然没有什么问题，那叫一个爽，睡觉也香，没有梦，一觉到天亮。轻舒猿臂，打个哈欠，抬眼望去，阳光从窗外洒入，而我们耳聪目明，头脑清醒，浑身充满了力量。

接下来，由于生活习惯出了问题，脾的功能衰弱，脾气渐渐虚弱，以至于我们不太想吃东西，不太想喝水，全身没有什么劲，手脚发软……整个人感觉很疲劳，懒得说话，只想找张床赶快睡觉。这时我们的身体内部同样出现了疲劳的表现，津液的运输和排泄变得缓慢，一部分津液转化成为水湿。这时候还轻，一切都还来得及。

1. 益气健脾，四君子汤

针对这些症状，前人立了一个方子，叫做四君子汤，是治疗脾气虚弱的基础方：人参 9g，白术 9g，茯苓 9g，炙甘草 6g。

人参益气健脾，恢复脾气的运化功能，可以缓解疲乏无力的状态，让人有精神，不犯困；白术燥湿健脾，加强了对后天水谷的消化吸收输送功能，把脾气从“众多债务”中解放出来，体内的津液恢复了正常的运转，之前停滞的水谷消化掉了，人也恢复了胃口，想吃东西了，吃吗吗香。

再者，既然已经产生了一些水湿，我们就要把它们排除掉，因为身体利用不了它们，留在体内我们会感到身子特别沉，特别重。所以就用了茯苓，甘淡、渗湿、利尿，把水湿从小便解除出体外。这样，脾气的功能得到了恢复，“补其正气”；水湿之气被利掉，尿了出去，这便是“祛其邪气”。这样，身体又恢复正常的运转了。

2. 疏通气道，异功散

再后来，如果还没有引起你的重视，没有积极改善生活习惯，脾气就会进一步减弱，津液的运行速度进一步减慢，水湿停聚加重，反过来影响了脾气的运行。这就像交通指挥灯出现了故障，结果导致了东西南北的车“叉”在了一起，道路堵死了。这时就算指挥灯恢复了正常，可是南来北往的车已经“搅”在了一起，还是走不动。这个时候我们不但会出现上面的一系列症状，还多了肚子胀满的症状，这种状况生活中也常见，喝点水半天都下不去，一直在肚子里咣当，甚至一走路能听到响声。

这时，我们就在四君子汤的基础上加一味陈皮，变成异功散。陈皮行气的作用很强，帮助我们疏通气道，恢复脾气的正常通行。陈皮性温，可以燥湿化痰，行气宽中。这样下来，肚胀的问题就解决了。

3. 燥湿化痰，六君子汤

可是，如果还不管它，任脾气继续衰弱，渐渐地，湿聚成痰，出现了恶心呕吐，胸脘痞闷的症状，舌苔很厚重，大便不太干，但是老不痛快。嗓子里的痰液很多，老想往外吐。这时我们中医还有办法，在异功散的基础上再加入一味半夏，名叫六君子汤。半夏辛温，可以燥湿化痰，降逆止呕，消痞散结。只不过，这个过程就要相对漫长了。

从整个过程中，我们大致可以看出，脾虚──→生湿──→气滞──→生痰的一个过程，反映了正气由盛到衰，邪气由弱到强的变化。当然，临床上的变化没有这么规律，很多情况下是夹杂有之，一般根据症状相应加减药物。

五、怎样“逆转”痰湿体质？

现实问题：我们了解了痰湿体质对健康的危害性，那么痰湿体质的人应该怎样全方位地调整自己呢？

王琦解答：中医讲究整体观，调理体质自然不能手段单一，要全方位调整。

首先要摆正心态。改变生活习惯，关键是饮食。肉食与素食的问题，千百年来争论不休。饥荒的年代，人人吃谷吃菜，一派面黄肌瘦，不是说熟食与肉食的发明才是人类大脑发育的转折点吗？怎么现在却说大鱼大肉只会带来高血压、高血糖、高血脂和冠心病？用《亮剑》里面李云龙的话说，现在人人都是土财主。都有这种土财主心态，使得不仅饮食待遇提升到了富贵级，我们患病的档次也随之发生了改变。

由于饮食结构的改变，粮食蔬菜为主的三餐变成了肉食为主，饭菜为辅。营养不良的情况减少了，营养过剩的情况增加了；穷困病减少了，富贵病却增加了。

原来有钱人经常得的病，变成了现在老百姓的家常病。

在 2006 年公布的全国第二次国民体质监测的报告中，国民体质总体水平比 2000 年略有提高，身体素质水平提高幅度最大，成年男性肥胖率较高并呈增长趋势，以城市非体力劳动者居多，三成成年男性超重。其中人民生活水平提高，饮食结构改变占很大原因。

1. 甜、黏食物，消化不了就成了“痰”

我们都想想，平常最爱吃的是什么？一般痰湿体质的人都喜欢肥甘厚味之品，甜的，黏的；巧克力，蛋糕，年糕……

有人说中医里不是讲那些黏的食物是补脾补气的吗？这就要看具体的食物了，例如山药，也是黏的，但是滑润，好消化，不滋腻。但是元宵、月饼、奶油炸糕这类食物，包了一大堆糖、油在里边，又甜又腻，不好消化，就要生痰。关键晚上这一餐，不要多吃。

我们生活里常说“黄鼠狼单咬病鸭子”、“苍蝇不叮没缝的蛋”。人得不得病，不仅要看是否受到外邪的侵扰，关键还要看人体自身的正气如何，自身的抵抗力好不好。同样是跋山涉水，一只脚的气血不畅，就会容易受到山涧寒气的侵扰，出现疼痛呀、发热，而另一只脚气血畅通，正气充足，就不会出现这些症状。

2. 适当出汗是平衡人体阴阳的有效手段

除了要注意饮食，增加运动量也是很必要的，老坐着是不行的。

猎豹大家都很熟悉，它可以在几秒钟内加速到100公里/小时，最快可以达到120公里/小时，但是猎豹的这种高速奔跑只能维持1分钟左右。因为这么快速度的奔跑会使肌肉产生大量的热，长时间以后将超出心脏的调节能力，导致大脑死亡。以至于它跑了1分钟以后必须停下来，趴在地上，出汗、吐舌头，降低自己的体温。从这里我们也可以看出古人所说的：刚不可以久，柔不可以守的道理。人体也是一样，阴阳平衡，百病不生；阴阳失衡，百病缠身。而出汗就是人体平衡阴阳的一种有效的手段。

现在的人都想一天就减掉多少斤，这是违背生理规律的，因为体重的增长也是经过了一个过程的，让它降下来同样需要一个过程，不可能是一朝一夕的事情。短时间的过量运动和节食，减下去的体重不但容易反弹，而且会加大脏腑功能的损伤。

比如锻炼肌肉。适当的锻炼，使体形健美，同时锻炼了脾气运化功能。但是，一旦过量了，我们会感到特别饿，一天要吃好几顿饭。年轻的时候可能感觉不出来，老百姓的话说还能“努一努”。可是，过了一段时间，就会慢慢发现自己的消化功能不那么好了。虽然还是爱饿，也能吃，但是会出现腹胀、大便黏腻不爽、肚子里老有气、肌肉酸痛……身子是壮了，但老感觉没有什么劲儿。原来睡上一觉，这些症状就能缓解。可现在觉也睡不香了，睡醒了疲劳的症状也缓解不了。出现了这些症状就表明你被“练”伤了。

运动的时候要把握一个度，我们建议微似有汗出就最好，就是说散步也好，打球也好，身上刚刚出了一层薄薄的汗就可以了。这样可以调和营卫，有利于体内的阴阳平衡。千万不要大汗淋漓，不仅不能调和人体阴阳，反而失调得更严重了。肥胖的人多汗、多气虚，如果运动过量，甚至会造成大汗亡阳，手足逆冷、心悸、眩晕、喘息不止，有些类似休克的症状。

运动完后也要注意休息。很多人喝水习惯拿起一瓶水“咕咚咕咚”一口气见底，最好还是冰镇的。无论是不是痰湿体质，这种喝法都是不好的，会加重脾的负担。正确的喝水要少饮多次，喝个半饱就好了，给身体一个喘息处理的时间。还有一点，最好是温水，起码要是凉白开，不要冰镇饮料，尤其是碳酸饮料。

3. 自拟化痰祛湿方

再下来就是用药物调整。我自拟了一个“化痰祛湿方”，主要有白术、苍术、黄芪、防己、泽泻、荷叶、橘红、蒲黄、大黄、鸡内金等药物，既健脾利湿，又能化痰泄浊。

这个方子我们也做了很多实验，包括动物实验，在老鼠身上观察，验证这个化痰祛湿方的功效。我们曾经发表过文章，就专门介绍了这个研究过程，怎么养老鼠，怎么把它们养肥，怎么给它们长脂肪，让脂肪都堆积起来，再给它们用药，看能不能把这个脂肪肝分解掉等等。当时在做这个研究的时候，我们只是想在老鼠身上试试有没有疗效，后来用于临床，有些病人，吃了一段时间这个方子后去检查身体，发现脂肪肝好了。

六、照顾好脾，痰湿不会打扰你

现实问题：现在的食品都是精工细作的，应该很养人？脾胃这么娇气，还有什么宜忌吗？

王琦解答：饮食不都得靠脾运化吗？所以说五脏中，肾为先天之本，脾为后天之本，管什么呢？后天，就是你打出生后这一辈子的事儿都在这儿，脾是气血生化之源，可想而知它有多重要了。脾的负担这么大，天天不停地工作，相当于满负荷运转，不注意护理能行吗？

有几种习惯是最容易刺激脾胃的，如果你有这几种习惯，脾自然会跟你耍耍娇气了。

1. 过量饮食吃伤了脾

现在的物质生活好了，想吃什么就有什么，不存在饿肚子的情况。相反，每顿饭都能吃得很饱，很撑。像自助餐，大家都很喜欢，尤其是年轻人。交一定的钱，解开裤腰带畅快儿地吃，能吃多少就吃多少。难免诱惑出人的多吃有赚，少吃会亏的心理：首先把花的钱吃回来，接下来多吃一点赚一点，不赚白不赚。肚子吃得鼓鼓的，用手一拍再没一点地方了，很有成就感。

其实，自助餐这东西，不多吃一点会觉得亏，吃多了更亏！

脾的功能就那么大，连续奋战几个小时才能把一堆食物消化干净。这样一来，不仅不能保证这些食物全部转化为水谷精微，还会有相当程度的“豆腐渣工程”出现，饮食变成了痰湿；更得不偿失的是，脾气受重伤了，会在很长时间内出现疲劳、困乏、不思饮食的情况，用老百姓的话说，这叫“吃伤了”。

对待食物的态度和人的经历有很大关系，上一辈的人经过饥荒的年代，艰苦地去扒树皮、挖树根充饥，油水更是影儿都没有的，十个有八个是营养不良。

后来粮食问题解决了，一开始还不舍得吃，都省给孩子，再后来真是一点不愁了，鸡鸭鱼肉顿顿有的吃了，便放开了吃，结果吃出了富贵病。

2. 脾喜欢甘甜这个味道

大多数痰湿体质的人爱好吃的食物中，甜食、甜点占了很大的份额。脾是很喜欢甘甜这个味道的，但是，喜欢的东西经常会失了度。你今天吃了一勺糖，感觉挺甜的，心里挺美的。之后天天吃一勺糖，一段时间过去了，会感觉这一勺糖也没有那么甜了。于是改吃两勺糖了。几个月过去了，几年过去了，一杯水里你可能要放上六七勺糖才觉得甜。现在的点心为了迎合人们的口味，做得都很甜，很腻，放在一张纸上，不一会儿就能把纸给油透了。偶尔吃一块半块的还说得过去，可现在不少人拿点心当饭吃，奶油蛋糕啊什么的，一顿好几块。百病生于过犹不及，就算脾再喜欢甜味的食物，吃多了一样有伤，这叫做滋腻碍脾，除了肥胖，还会出现腹胀、身重、脱发、口舌黏腻的症状。

现在暴食与厌食共存的情况也越来越多见了，不少爱漂亮的年轻女孩子把食物当成了一种撒气或者逃避的手段，减肥减得狠起来啥也不吃，一失控的时候又暴食到撑坏，完事后又开始生自己的气，懊悔自己的失控，就自虐般地开始节食。循环往复，无休无止。

3. 肝病最容易侵犯脾胃

中医说肝主怒，生气的时候肝气很旺盛。而肝有个特点，叫做“喜条达、恶抑郁”，就是说这个火你要发出来，不能憋在心里。要是心里的气话没说出来，没说痛快，就觉得浑身都憋屈，手胀、眼胀、胸胀。这时候，肝气不能正常疏泄，不能条达，于是造成了肝郁气滞。

肝得病了有个特点，容易向脾胃转化。因为肝属木，脾胃属土。在五行生克中，木能克土。当生气时，肝气旺盛，就会横逆犯胃。再加上肝郁气滞，气郁化火，就导致了胃火。方剂学里有这么一句话：肝火犯胃吐吞酸。

胃火的明显表现就是吐酸水，西医上叫做胃酸分泌过多，烧心、胃疼，一般吃点小苏打、氢氧化铝就能缓解。胃液分泌增多，你就会想吃东西。但这时候是不敢吃东西的，吃的东西把鼓鼓的闷气都给压下去了，更糟糕！这种对食物的“饥饿感”并非真正的“饿”，只是脏腑功能紊乱产生的一个“虚假信号”。如果我们因为这个“虚假信号”大吃，吃进来的饮食就会给脾增加繁重的负担，它要额外地去消化。再加上人心情不好时，倾向于吃一些有滋有味的零食，大多都是又甜又腻又油的食物，糕点、巧克力、坚果……每一样都不好消化，痰湿大量产生。不仅如此，肝气郁滞也影响到了脾气散精、胃气降浊的工作，使得运化的水谷精微上不能输送到全身，产生的痰湿糟粕下不能排出体外，最后停聚在身体里，形成肥胖。

在临床上我接触到不少这样的女孩，有的人郁闷了两个礼拜，就吃了整两个礼拜的零食，结果体重长得飞快。所以，心情不好时得缓一缓，找些别的事情消遣一下，慢慢地，舒畅了才能吃饭去。

4. 脾主思，思虑过度也伤脾

从心理的角度上说，中医认为脾主思，我们的精神思维活动要依靠脾气的健运，从后天饮食中消化吸收充足的能量，使气血充足，以满足精神思维活动所需。反之，过度的精神思维活动会加重脾气的负担，就如同一台崭新的机器，老让它满负荷甚至超负荷运转，那么磨损一定会很严重。所以说，“思虑伤脾”。特别是在吃东西的时候，脾气在不停地运化，气血充盈在胃肠，工作量很大，如果在这个时候看电视、谈判、聊天、玩游戏，耗费了过多的精力，便会影响脾的运化功能，食物不能充分的运化，变成了痰湿，在体内堆积。

总而言之，人的消耗能力是有限的，如果摄入过多，摄入无方，无法正常消化、吸收与排出，只会给自己带来绝对过剩或相对过剩的“痰”和“湿”，漫溢于腑脏、肌理甚至肌表，最终得不偿失。

痰湿质总体特征：痰湿凝聚，以形体肥胖、腹部肥满、口黏苔腻等痰湿表现为主要特征。

形体特征：体形肥胖，腹部肥满松软。

常见表现：面部皮肤油脂较多，多汗且黏，胸闷，痰多，口黏腻或甜，喜食肥甘甜黏，苔腻，脉滑。

心理特征：性格偏温和、稳重，多善于忍耐。

发病倾向：易患消渴、中风、胸痹等病。

对外界环境适应能力：对梅雨季节及湿重环境适应能力差。

痰湿体质基本方：化痰祛湿方（王琦自拟）

附：痰湿体质可以这样吃着“化”

1. 山药冬瓜汤

山药 50g，冬瓜 150g 至锅中慢火煲 30 分钟，调味后即可饮用。功可健脾、益气、利湿。

2. 平时可以适当多吃的食物

扁豆、薏仁米、茯苓饼、葱、蒜、海藻、海带、文蛤、海蜇、胖头鱼、橄榄、紫菜、竹笋、冬瓜、萝卜、金橘、芥末等食物；白果、苡仁、山药等药食同源之品。

3. 尽量少吃的食物

甲鱼、枇杷、大枣、李子、柿子也要少吃，古书上都有记载，如甲鱼：《随息居饮食谱》：“孕妇及中虚，寒湿内盛，时邪未净者，切忌之。”枇杷：《随息居饮食谱》：“多食助生痰。”大枣：《本草经疏》：“患痰热者不宜食。”李子：《随息居饮食谱》：“多食生痰。”柿子：《随息居饮食谱》：“痰湿内胜，皆忌之。”海参、肥肉及甜、黏、油腻的食物。

网友 1 提问：我今年才 24 岁，上班 1 年了，工作比较轻松，每天晚上睡得也不晚，但是还是觉得很疲乏，坐在办公室就困，精神不能集中，记忆力也减退了很多，西医检查没发现什么问题，只好求教中医。我的基本

情况是：脸色黯黄，唇色发白，口渴但是不想喝水，食欲不好，但是体形还是属于偏胖类型，大便不成形，小便比较多。请您为我辨证，给予简单易行的良方，谢谢！

王琦解答：您基本属于痰湿内蕴，但是否是痰湿体质，需要进一步判别。可以参考痰湿质的饮食宜忌，平时吃点山药冬瓜汤、赤豆鲤鱼汤等清利痰湿的药膳，根据自己的情况按痰湿体质要求坚持锻炼，循序渐进。

网友2提问：我27岁，性别女。经常失眠，总觉得体乏无力，面色黄，形体偏瘦，额头和嘴边经常长痘，舌苔很厚，嘴唇发白，大便溏。曾去中医院，医生说是体内有湿，吃了汤药有所好转，但是我经常要出差，不太方便，有没有什么中成药可以改善这种情况？平时哪些食物吃了有助于排除湿气？

王琦解答：成药暂时没有非常适合您的，饮食请参考痰湿质的饮食宜忌。

网友3提问：您好，我有高血压、高血脂两年了，一直用药调整，控制得还行。最近，自我感觉比以前怕冷了，总觉得嗓子里有痰，但是咯不干净，痰是白色黏稠的；眼睛比较酸涩，早晨起来，下眼睑和手指经常会有轻微浮肿，大约1个小时能缓解。有人说水肿跟肾有关，可能是高血压引起的肾病，但是我查了肾功都还正常，目前只能求教中医治疗，谢谢！

王琦解答：从体质与疾病倾向的角度讲，痰湿体质是高血压、高血脂、高尿酸、糖尿病等代谢性疾病的土壤，可能您现在只有其中1、2项，但如果不加重视与调理，很可能继续发展。建议您找中医开些汤药，如不方便，可暂用我的“化痰祛湿”方。

网友4提问：我的食欲不太好，舌苔一直都是又白又厚，舌两边还有牙印，我以前喝酒比较厉害，基本上每晚都要喝上4～5瓶啤酒，去年查出高血压和高血脂后，就喝得比较少了，但是血压控制还是不稳定，经常觉得头晕发沉，走路也提不起劲，总觉得两只脚像灌了铅。这种情况非常困扰我。请问，这是怎么回事？有没有好的解决办法？

王琦解答：您的问题与上面一位朋友的问题道理是一样的，只不过您过去喝酒的习惯加速了痰湿体质的发展速度。痰与湿不能在身体里得到转化，都成为了代谢废物，痰湿在内，上则蒙蔽清窍而头晕，下则流注肢体而感沉重。如不加干预，会继续发展，出现代谢障碍的一系列问题。因此，请及时找中医调理，并养成良好的生活习惯和方式。

体质五 湿热体质

长痘派

脸上起痘，背后、臀部也起小疖肿，用祛痘产品治疗，大痘下去后，新痘又起来了，此起彼伏；头发、脸上经常油腻，开口说话有口气；你感觉到压抑，所以急躁易怒；早上醒来，口干苦涩；女人白带增多色黄，黏腻不爽；男人阴囊潮湿、小便色黄，小便排起来也不顺畅……

这一切都在告诉你：身体内有了多余的湿，有了多余的热。《黄帝内经》说：因于湿，首如裹；热胜则肿。就是因为湿多了，所以头部感觉有东西裹着；热多了，身体就会有肿胀的感觉。

天气潮湿闷热，是因为暴风雨即将来临；身体出现了湿与热的缠绵，人也会烦躁不安易怒，所以，了解了身体里面隐秘的湿与热，也就探察到了相关疾病的潜伏期。

◆ 我们需要了解的8个问题

1. 你为什么会长青春痘？
2. 湿热的症状有哪些？
3. 怎样判断你的身体是否湿热体质？
4. 什么是“湿”？什么是“热”？
5. 是什么把你变成湿热体质？
6. 湿热体质容易得什么疾病？
7. 如何改变你的湿热体质？
8. 一年四季，哪一季是你避开湿热体质的最佳时机？

故事

接起电话，那边的女友开口就问，如何去除脸上的青春痘？令我忍不住轻笑。

回忆青春岁月，我长痘的时候，她都不知道痘为何物，绝不会为痘而烦恼，干净的皮肤让人相信这世上就有永远不长痘的美人。现如今我们都已步入中年，不曾想，她的“青春痘”就在这个岁月里突兀地出现了。

我们分别生活在两个城市，一两年能见上一面，吃饭叙旧。年轻时候的我喜欢吃肉，她不太吃。时光流转，近些年我不太吃肉了，为的是提高警惕，没想到，因为她的妹妹开了几家规模很大的烤肉店，她在店里工作，三餐也就顺便吃肉来打发了，十几年下来，竟改变了她的饮食习惯，她说：现在一天不吃肉都不行。

近一年的时间，她的脸上开始不断地长痘，大大小小，急得她进美容院，每天贴贴抹抹。招数用了不少，痘却没见少……听着她的讲述，我说，你恐怕已经是湿热体质了，她听了，一片茫然。

时间可以改变一切，十几年的食肉经历悄悄改变了她的体质，她告诉我，已经吃了半年的中药，不见好转。无奈一个电话打给我，请我在京城为她寻找良医……

一、从湿热到“青春痘”的转变

现实问题：一日在麦当劳排队，忽然看见旁边队伍里一位高挑身材的女孩儿，面向我这侧的脸颊，红红的突起一片青春痘，再细看，如果没有痘的话，是个美女。心里一阵感叹，她恐怕不知道自己的身体内已经湿热过盛了，还这么喜欢吃油炸食品。

左看看、右看看，起痘的人很多，并且已经不是青春期的专利了。30 多岁的大龄青年长；40、50 岁的人也长。长“青春痘”的人是越来越多了。这一切是否都与湿热体质有关？

王琦解答：不是所有青春期的痤疮都是湿热体质，青春期是身体功能比较旺盛的一个时期，也可能属于肺胃有热。但总体来说，属于湿热体质的人为多数。可以说，在我们身边，这样的人是越来越多了，不光是饮酒，吃香辣、煎、炒、烤、油炸的东西造成的，还与长久居住在潮湿环境中有关。相对来讲，南方湿热体质的人更多一些，不少人脸上都长了青春痘。

湿热体质的人会经常起口疮，甚至后背、臀部下部起一些脓包痈疖一类的皮肤感染性病灶。一些人还有脸上不清爽，油腻，笼罩一层灰尘的感觉。这种人还容易口臭，体味会比较大，会有腋臭，跟他讲话，你可能会闻到微微的一种味道。女性的话，带下颜色会偏黄，量偏多，男子经常会觉得阴囊湿漉漉、黏糊糊的。

那么，一个人外部表现出来这样的体征，内部的湿热情况又是怎样呢，这些湿和热又是怎样产生的呢？

1. 内湿与外湿是基础

首先湿热体质人的体内一定是湿热胶结的，就是黏合在一起，如同油和面裹在一起。

我们先说一说这个湿。在生活里，通常人们对湿的理解就是水分过多。而中医说的“水湿”，则有外湿和内湿两种。

外湿，大多是因为外界环境潮湿或者是你涉水了、淋雨了、住的房子潮湿……这些外来的水湿进入人体形成了湿。

内湿，常常与人体的消化功能有关系。找中医调理过的人都会听到这样的话，脾是“运化水湿”的，如果你过食生冷食物，饮酒过度，脾就不能很好地“运化”，吃喝进去的食物不能转变为营养，供给身体各部门“薪水”，反过来这些东西又不能及时排出，体内必然就有混浊的物质存在了，就造成了“内湿”停滞。

2. 湿化成了热

为什么说到湿，必然和热联系在一起呢？因为热和湿是同时存在的。在自然界中，我们可以看到这样的现象，比如夏季，天气很热，湿度也大，使人感到潮湿闷热，那么很显然，湿和热同时进入了我们的身体，如果停留在身体里太久了，像是在捂着一种东西，久了，必然产生一个热度，可是这个热度呢，不像火苗热度那么高，而是绵缠的、分解不清的那种。

我们看南方到了梅雨季节，湿和热混杂凝聚的环境，缠绵难解……这时候有些人就会出现吃饭不香，迷糊犯困，全身沉重乏力等反应。有的小孩子这时候还容易出现低烧，中医管它叫“夏季热”，这是一种由湿化热的现象。还有一些人平时不长痘，吃了辣椒，涮了火锅后就长，也是因为体内具备了湿热基础。

3. 生了热，痘子就长出来了

有这样一个病人，高个子，很瘦，脸上长的痤疮特别多，是典型的湿热体质。

他来找我本来不是来看这个痤疮的，是治疗前列腺炎。我就说你平常会起这些青春痘吗？他说是啊，他说我头发里都是，我摸他那个头发里，都是一粒一粒的，后背也都是，他还觉得阴囊潮湿，身体不爽，总有一种倦怠感。

我给他开了治疗前列腺炎方子的基础上，还加了一些调整体质的中药。

湿热体质的人治疗起来比较缠绵，因为湿热相合，很难分开，单纯祛湿容易助热，单纯清热，湿邪容易留滞，孰轻孰重，把握二者间的比例、分量尤为关键。治法为分消湿浊，清泄伏火，用三仁汤加桑白皮、马齿苋、鱼腥草等治疗。

过了一段时间，他的痤疮就好一些了，前列腺炎也好转了。可是，过了一段时间又反复了。我就问他喜欢吃什么？喝什么？生活方式是什么样的……他都回答了，我说你知道为什么这些症状会反复吗？他很茫然，我说就是因为你的生活习惯没有改过来呀！

4. 清除湿热的良药：三仁汤

所以说改变体质是一个生命工程。我经常说，健康没有快车，只有日积月累。俗话说：三分治七分养。还有一句话叫“病从口入”。他的生活方式与饮食习惯没有改变，疾病倾向自然不会改变。

大家可以了解一下“三仁汤”：杏仁 15g，飞滑石 18g，白通草 6g，白蔻仁 6g，竹叶 6g，厚朴 6g，生薏仁 18g，半夏 10g。

作用：杏仁辛开，蔻仁苦降，薏苡仁（生薏仁）淡渗，杏仁通宣上部、蔻仁畅达中部、苡仁渗透下部，慢慢把病邪从三焦分消出去了。

甘露清毒丹也是一张利湿化浊、清热解毒的好方子，由白蔻仁、藿香、连翘、薄荷、茵陈、滑石、石菖蒲、木通、射干、川贝母、淡黄芩组成。

二、酒，导演湿热的名角

现实问题：有一个爱熬夜喝酒的作家，喝了十几年的酒，十几年白天没精神，晚上喝了酒才能工作，中医大夫诊断，结论是：体内有湿。他自己很感慨，正所谓：水能载舟也能覆舟。没想到常年喝酒，竟然一瓶一瓶地改变了自己的体质。可是疑惑的是，有人身体内已然湿热，可是脸上并没有长痘啊。

王琦解答：每天一点酒，活到九十九。这是古人的经验与度量之美。文人爱饮酒作诗，于是就容易“湿”。湿热体质跟酒关系密切，酒这个东西，是水做的，本身也是湿，又是经过发酵的，会产热，所以酒是湿热互酿。经常喝酒，喝得量多的，也是造成湿热体质的一个重要的因素。

可是这个作家为什么不长痘呢？因为这个人是个瘦人。

1. 瘦人长疽（jū）胖人得痈（yōng）

瘦人容易得疽，胖人容易得痈。

疽，平坦无头，表面看起来没东西，相当于西医说的深部脓肿。深度的疽很难治愈，要治疗一个很漫长的时间，慢的原因是因为瘦人气血不足，津液不足。

痈，红肿热痛，会流出脓来，湿热的人长痈的比较多。因为胖人气血壅盛。气血太盛就会往外走，就出现了痈，而且痈是阳证，一般长在肌肉丰厚的地方，如果热到了一定程度就会腐烂，出脓……所以胖人得的这个痈容易愈合。痈，虽然看起来是个不好的东西，可是这种病理产物，也代表了体内物质多余能量的一种释放。就像感冒，有的人不发烧，有的人发烧，不发烧的那个人并不是好现象……发烧说明病人体内的免疫机制强大，正气强，反应迅速，不发烧的人正气较弱，病程缠绵，这种感冒就不容易好。

2. 祛了湿，热也就消失了

另外呢，熬夜会耗伤人体的津液，水不足，火就容易偏亢，但不一定是湿热，可能会跟阴虚关系更大一点。关于热，可以有两种表现，一个热火升腾，火苗上来了，直接就热了。另一种就是夹了湿的“湿热”。怎么形容呢？你见过农村的草垛子吧，看着也没什么特别的，但下了雨之后你可不能把手伸进去，里面热得不得了，那就是湿热，溽湿的热，闷烘烘的。对于第一种热，比如发烧，我给他清热解毒，就把热给去掉了；对于缠绵的湿热，治疗起来就很慢了，直接清热吧，热去了，变凉了，湿气却不容易发出来了，只好慢慢地分解、分消掉。“湿去则热不存”，什么意思呢？湿去了以后，这个热就没有可依附的对象了，在这个情况下常常是利湿清热，把造成这个热的根源给去掉，慢慢地热就下去了。

3. 酒要热饮防湿热

说到喝酒，《红楼梦》里面的饮酒最为讲究，天寒饮酒，要温热了来喝，为什么？因为酒乃水中火、湿中热，冷酒入喉，易寒凝不发，热性不能把湿气散出来，郁在体内，又成痰湿，缠绵难除。

酒＝水＋酉，“酉”多与发酵而制成的食物有关，“发酵”这个词在生活中人们往往会联想到把面粉里加上水和发酵粉，调成糊，然后放置在温热的炉子旁边，一个上午后，会看到一个硕大的面团，松松软软的膨胀物，发酵的过程有热生成，有气生成，所以才使发面团变戏法似的出现了很多小孔，把这些面引子再加入大量的面粉调和揉成发面团，用来制作大饼、油条、馒头、包子，口感会很松软。而酒的制作也要经过这个发酵的过程，谷物经过长时间的发酵后，成了酒糟和清液，热量开始聚集，于是酒里蕴含了太多的热量。

酒进入胃，体内就会有烧灼的感觉，毛孔开散，周身泛红。古有李白“把酒问青天”，今有伤心借酒愁更愁，愁的不仅是壮志未酬的心境，还有那个饱受烧灼的身体，身体在哭诉，酒精肝正在疯狂增长，湿热也开始缠绵，也许李白并不知晓，自己或许已经患酒精肝多年，却还是执意“举杯邀明月”。

4. 关注体质的演变

人生活在复杂的社会里边，必然会发生一些变化，所以我们强调生命的不同周期，要有不同的调护方案。也就是大家经常听到的一句话，人不可能同时踏进一条河流，就是刚才我们踏进了这个河流，你待会儿再踏进，那个已经不是这个你了，你的生命经过了多少分钟以后，已经不是我们刚才那个人了，因为又增加了一个演进的过程。西方医学认为遗传是找到了 DNA，找到了它的序列，然后染色体多少对，然后怎么怎么样，就是说，只要有体质现象，就有稳定性。但是为什么又存在可变性，为什么他这个体质慢慢变化了？这个变化就是后天因素作用于这个体质了，所以这个饮酒的人变成了湿热体质。

三、从胎儿时，就要塑造体质

现实问题：在国内，已经有了很多以九种体质为指导的孕妇学习班，主要认知孕妇的体质。如果中医认为你是偏寒体质，你就不能吃性寒的东西；你是偏热体质就不能吃性热的东西，这样的话，纠正了她体内阴阳失衡的问题，直接带给下一代健康的体质。

王琦解答：这个也是我们所说的体质过程论基本的内容。

体质过程论讲了生命的过程，父精母血在孕育胎儿的过程中，就已经有了一个先天的因素在里面，父强母强，那小孩先天的孕育肯定也好；那么父母的体质弱，生下来的小孩子肯定也多是体弱的。

1. 准妈妈的湿热体质会传给宝宝

在这个过程当中，包括孕妇的膳食结构，性格心理、居住环境，都会影响胎儿的形成，所以元代著名医家朱丹溪有一句话叫做“母寒则儿寒，母热则儿热”。就是说，如果母亲身体里面积蓄了热的东西，那么它会影响到小孩子，将来会导致阴虚；如果母体是一个受了寒的母体，那么将来也影响小孩子的阳气的生长、阳气的发生。比方说一个孕妇是偏寒体质，如果她没有进行一个很好的调整，这个孩子生下来是什么样？也会偏寒。婴幼儿时期小孩为什么出现口疮，皮肤湿疹，好多好多热的现象？这些热的现象，跟他在母体里，母亲吃偏热的东西是有关系的。

所以说，如果这个孕妇是虚寒的，我们会建议她吃当归生姜羊肉汤，它是温热的东西；如果她是偏热的体质，我们会建议她吃些银耳汤，滋阴的东西，是根据中医的体质理论来给她做膳食结构的调整。

另外，《黄帝内经》里说到，母亲受了惊恐，胎儿易生癫疾之患，这孩子有可能得癫痫。

就是说我们把体质的生命现象延续到他生命的前期，在他没有脱离母体以前的这个生命，就开始做胎养、胎教。

近几年很流行孕妇听美妙的音乐，看漂亮的景色来给未出生的胎儿做胎教，这是很有道理的。准妈妈的情志变化，直接影响了她的体质发生变化，比如说你给他听音乐，你不能看一些邪恶的东西，比如说你一个孕妇跑去看什么鬼片、什么轰炸，这东西你弄多了，胎儿必然会受到母体变化的影响。

还有，比如说在日期选定上面，中医不主张在雷雨交加的夜晚行房，假如说这个人是排卵期，她正好想要怀孕，但是呢，这是一个雷雨交加的夜晚，那么书上写得很清楚，你不能在雷雨交加，不能在坟冢、寺庙……这不是迷信，就是说你这个坟冢、寺庙的氛围也会影响胎儿。会影响人的心理，进而影响生理。

2. 婴幼儿的体质易寒易热

到了婴幼儿时期，中医讲叫易寒易热、易虚易实。所以这个时候是一个稚阴稚阳之体，就是阳气未充，阴气未盛，这时候生命处在一个萌芽的状态，这是生命必然要经历的过程，你就不能够急剧地给他一个庇护。要符合他生长的规律。

到了儿童期的时候，跟婴儿期又不同，在体质的调护上也会有所不同。何况现代人的体质已经发生了一些新的变化，拿月经来说，以前女孩子是十二三岁左右月经初潮，男孩子 14 岁左右就有遗精现象，现在提前了，小孩子 11 岁以后，12 岁左右就有月经出现，那么男孩子遗精现象在 12 岁左右就会发生。

总的来说，人体的生命过程不同，体质也会不同，我们的关照点就应该不同。

四、湿热体质带来怎样的疾病

现实问题：夏日炎炎，经日曝晒的地面如果遇上一场小阵雨，不仅不能降温，还会蒸腾起一阵热潮之气，熏蒸之意，犹如热带雨林中的山峦瘴气，湿热交蒸，导致疾病产生。然而，在我们看不见摸不着的身体内，这种湿热胶结会引发什么疾病呢？

王琦解答：从中医的角度看，湿热结伴存在，相互蒸腾，久而久之，一定会对五脏六腑产生不好的改变，引起肝胆部位的湿热。

打个小比方：我们看沼泽地，温度高的时候，会产生气泡和难闻的味道，因为它的内部物质已经改变，那么长期这样下去呢？

我们就说胆囊炎这种病。得胆囊炎的人，他会感觉胸前胸后又满又闷，嘴里发苦，腹胀，食欲不振，恶心等等，这是因为当湿热包围肝胆时，肝胆负责疏泄、通畅的功能就失常了，就像壅堵的河道，不流动了，像堵车的环路，不能交通了。这个腹部胀满，郁结再化热，于是就会出现舌头质地红，舌苔又黄又腻，一派热象；胆气降不下去，只能往上升，口就苦了；湿热熏蒸肝胆，导致胆液外泄，还会引发黄疸；湿热郁结在脾胃，导致脾胃升降的功能失职，所以食欲下降、恶心腹胀；气结不通，大便也不顺当；湿热往下走，导致湿热下注，所以尿量少并且发黄，这个时候，男子容易得前列腺炎这类疾病；妇女就会得阴道炎等妇科疾病……

其实，湿热引发的疾病很多，只是我们看得见的都是一些常见病，像前列腺炎、胆囊炎、阴道炎……这些疾病的发病率已经很高了，有的严重影响了生育能力。还有一些隐匿性疾病，还潜伏在湿热的环境里，等待机会一触即发。我们虽然无从把握，但是能够及时解除身体内的湿热，保持平衡，对健康的意义非常重大，那些看得见和看不见的疾病也就远离我们了。

五、湿热季节助长湿热体质

现实问题：自然界是大宇宙，人体是小宇宙，自然界有的现象人体也都有，那么，在一年四季中，湿热更多地出现在哪个季节？

王琦解答：桑拿天，就是我们常说的梅雨季节，梅子成熟的季节，那是一个万物都容易发霉的时候。所以到了梅雨季节的时候，湿热体质的人容易得的一种病，叫疰夏，浑身软绵绵，懒洋洋，无精打采，胃口不香，舌苔很厚腻，身体很笨重，有的时候关节有点微微酸疼，同时还有一点低烧。大多数人不知道这是怎么回事，但湿热体质的人有体会，反正每年到这个时候，他就会这样，梅雨季节一过去，感觉又好了。其实这是天人相应的一个表现。体内是小湿热环境，当大的湿热环境袭来的时候，他就有感应。

一年四季中，夏天是湿热最重的季节，也最容易影响人体的湿热。如果湿热体质的人在夏天又伤了暑气，就会容易出汗，口渴，而且大多喜欢说话，这就是受湿热影响的一个表现，它从外界的环境去感染你内在的东西，包括情志和新陈代谢等等，这种感染就指导你的身体，做出了一系列的指令动作——体内有热，便会口渴、出汗；体内有湿，就会困住你的身体，你无意识地多说话，其实是想宣泄一下。当我们晓得体质学说以后，你就知道湿热体质的人容易得什么病，在梅雨季节到来之前，先调理体质，就能轻松度过梅雨季节。

过了这个季节，湿热体质的人就要舒服一些了。

现实问题：在北京街头，抬头转身之间，总能看到一张张写满“故事”的脸，漂亮是一种诱惑，但让人不忍再看第二眼就是罪过。伴随我们的好生活，青春痘，又称“痤疮”、“粉刺”，竟然成为了常见病，很多人不以为然，把它当作是人体机能特殊时期的正常反应，其实这场“战痘”已经刻不容缓。

王琦解答：当美丽的青春被我们一口一口地啃在炸鸡翅、炸鸡腿里，当我们把“感情深一口闷”和酒水一次次相溶进身体里，再回首时，已是平和体质不再，才发现湿热已经难分难舍住进了你身体这个家，湿热相蒸，如油裹面，青春痘、油腻头发、脱发……你明白你的湿热体质了吗？你懂你油腻头发、青春痘脸的身体语言了吗？人体与自然相长相约，内外同气相佐。季节变化中，你感觉你身体发生变化了吗？从自然中解读自己的心情密码、生理规律，那么自己便能在波澜起伏中平稳远航，赶湿热出门，带美丽回家，你的脸，包括心情，包括体质都在一点一点地改变……

湿热质总体特征：湿热内蕴，以面垢油光、口苦、苔黄腻等湿热表现为主要特征。

形体特征：形体中等或偏瘦。

常见表现：面垢油光，易生痤疮，口苦口干，身重困倦，大便黏滞不畅或燥结，小便短黄，男性易阴囊潮湿，女性易带下增多，舌质偏红，苔黄腻，脉滑数。

心理特征：容易心烦急躁。

发病倾向：易患疮疖、黄疸、热淋等病。

对外界环境适应能力：对夏末秋初湿热气候，湿重或气温偏高环境较难适应。

湿热体质基本方：甘露消毒饮

附：湿热体质可以这样吃着"消"

1. 凉拌马齿苋

采新鲜马齿苋100g，清水洗净，切断，用少许酱油、麻油拌匀食用。

2. 泥鳅炖豆腐

用料：泥鳅500g，豆腐250g，盐3g。

做法：把泥鳅去鳃及内脏，洗净；豆腐切块；泥鳅入锅，加盐、清水适量，置武火上，炖至五成熟时，加入豆腐，再炖至泥鳅熟烂即可。

功效：清热利湿。

3. 平时可以适当多吃的食物

薏苡仁、莲子、茯苓、红小豆、绿豆、冬瓜、丝瓜、葫芦、苦瓜、黄瓜、西瓜、白菜、芹菜、卷心菜、莲藕、空心菜、苋菜等。

4. 尽量少吃的食物

胡桃仁、鹅肉、羊肉、狗肉、鳝鱼、香菜、辣椒、酒、饴糖、胡椒、花椒等甘酸滋腻之品及火锅、烹炸、烧烤等辛温助热食品。

网友1提问：我的头皮比较油腻，常年掉发，如今头顶已秃了一大片。

每天早晨起来总觉得嗓子很干，而且有痰，咳出较困难，如果用力咳常常自觉牵连胃部，进而引发呕吐，若能咳出，一定是黄色黏稠痰。最近我的食欲也变差了，偶尔多吃一点，即觉两肋胀痛。

请问我这是怎么了？怎样调理身体才能恢复？

王琦解答：根据您的皮肤油腻、咯痰色黄黏稠、食欲降低等表现，您基本上已经偏向于湿热体质了，日常生活中，饮食要清淡，可以根据我们给您提供的食谱进行调理。

网友2提问：我的舌苔很厚腻，泛黄，而且长期有严重口臭，由于口臭，同事与我说话总是有意无意避开一段距离，让我觉得压抑。平时我的脸上较油，年轻时青春痘比较严重，近年来情况好多了，但是又出现了脱发情况，平时比较喜欢吃肉类食物。

请问怎样去除我的口臭？

王琦解答：口臭多属胃热较重，根据您舌苔厚腻、皮肤油腻、脱发等情况，您应属于湿热体质，可用黄连5g，生甘草6g，焦山楂15g，钩藤15g，淡竹叶10g，佩兰叶10g，煎汤服用14付。

网友3提问：我28岁了，从初中起一直断断续续长痘痘，但都不太多，可是今年5月份突然满脸长了大颗痘痘，主要分布在额头和脸颊外侧，红肿发炎很严重。我几乎不太化妆，护肤品基本上也都是温和抗过敏类的，平时喝水很少，很容易上火，偶尔会便秘，所以很少吃辛辣油炸类食物。

请问我这样突发大面积痘痘的原因是什么？中医有什么好的治疗方法和建议？去做皮肤针效果好不好？

王琦解答：您平时很容易上火，说明至少您是阳气偏盛的体质，又喝水少，加上其他相关因素，导致肺胃热盛，有个偶然的机会就突然爆发出来，出现大面积炎症性痤疮。如果有脓头，可以在医院用火针或用一次性针头挑刺，如果没有或脓头较少，可以用皮肤针背部叩刺，诸如大椎、肺俞、胃俞等穴可刺络拔罐，耳尖放血。您需要在日常生活中注意的是，饮食不宜油炸煎炒、肥甘厚腻，应多吃些清淡甘寒的食品，多饮水。洗脸注意用温水，皮肤清洁是首要的，不宜用油腻滋润的护肤品。忌熬夜。

网友4提问：我的白带从小就很黄，朋友说可能有阴道炎，但是查了妇科又没什么问题。我在南方长大，喜欢吃辣的，总是觉得口干，但是又不喜欢喝水，小便平时也很黄，大便不是很正常，有时候很干，有时候又便溏。请问白带黄是什么问题，用中医怎么解决这个问题?

王琦解答：您的白带偏黄主要考虑湿热下注，但不知白带量是否多，有没有异味等。建议您找中医开点汤剂以清热利湿。平时需多饮水，参考湿热质的饮食宜忌，注意常用清水清洗外阴。

体质六 **血瘀体质**

长斑派

在很多人的身体上，时常出现一种神秘的青紫色，它们像幽灵一样安静地出现，又悄悄地消失。因为没有任何痛楚或异样的感觉，所以没有人在意这些来无影、去无踪的变化。实际上，这种瘀青俗称“鬼拧青”，正如天空在下雨之前总是乌云密布，风起电闪，那么，身体上这些神秘的青紫色又预示了什么呢？长期痛经，脸上长钞票纹、长斑、皮肤褐色如鳞状……这些和青紫色究竟有着怎样的关系？

身体是一个小宇宙，在我们每个人的身体里都有无数条“河流”，它们循着十二经脉运行往复，在内滋养五脏六腑，在外温润四肢百脉。假如其中有的河流出现了堵塞，我们全身都将受到影响。于是，脸上长了斑点，身体的某些部位莫名的刺痛，月经期肚子疼得睡不着觉，清晨起来发现身体出现莫名其妙的青紫色……花瓣凋零，是花儿身体病了；树木衰败，是根部没有了滋养。我们是徒劳地为花瓣涂脂抹粉，还是听从那些提醒我们的信号呢？或许有一天，身体里的河流在不知不觉中被泥沙淤塞，不再通畅，再后来瘀、堵、栓、塞出现了……

◆ 我们需要了解的8个问题

1. 你是否是个“瘀”美人？
2. 怎样判断你是否血瘀体质？
3. 我们的身体为什么会瘀血？
4. 痛经的人都是血瘀体质吗？
5. 预防肿瘤：理顺你身体的血瘀气滞
6. 皮肤莫名的青紫，宫外孕的前兆？
7. 血瘀体质容易得什么疾病？
8. 怎样改变我们的血瘀体质？

故事

朋友聚会上，一个女孩被发现她的手腕内侧出现一大块青紫色，问她何故，她一脸茫然，完全不知道，还说自己很容易这样，经常会在身体的某些地方出现青紫。在大家的关注下，她琢磨手腕内侧这块瘀紫色，想来想去："可能是我拿鼠标在桌子上磨的吧?"这个理由牵强得让大家愕然。"再没有别的理由了。"她非常认真地说出这句话。

这个女孩是标准的"痛经一族"，她一直认为这是正常现象，长辈们也是这样告诉她的，10个女孩子里，有八九个都会出现这种情况。既然正常，那就只好忍着，冰激淋、雪糕这类的冰品是绝不敢碰的，只要经前吃过凉的东西，这个月就痛的更加厉害；月经将至时，要做好迎战工作，每天喝姜糖水，穿长衣长裤，避免受凉。就算这样严防，也还是阻止不了冒着冷汗，痛的在床上打滚的几天。严重时，靠吃"芬必得"，一片止不住，三片才能止住痛……

女孩今年30岁了，26岁那年，一场宫外孕令她有惊无险。今年5月，爆发了第二场宫外孕，医生说，晚来几分钟就会让她告别世间的一切，这次，她被切去了子宫和双侧卵巢。

这一切，医生的解释就是炎症引发的，似乎这就是唯一的理由。可是有些人根本没有炎症，也会莫名其妙地发生宫外孕，如果我们的思维可以宽泛一些，也许你会找到炎症与血瘀体质的密切关系，接下来你会未雨绸缪，一切还会重新美好……

一、痛经、前列腺病多是瘀血惹的祸

现实问题：“一方水土养一方人”，这句话还有一个含义，有山水的地域就会富甲一方。而四季分明的地方长寿的老人多，那是因为冷热交替最大限度的暗合了自然界的春夏秋冬，生、长、收、藏之道，这是和谐生命的自然法则。而当身体内的水和河道有了问题，被带到全身各处的养分就不能满足，由此会阻碍生命的健康前行。体内有瘀血的人，慢慢地必然会出现各种疾病。

王琦解答：一个健康的人身体呈现的应该是“山清水秀，风调雨顺”。那么血瘀体质呢？从字面去理解，就是说身体里的“河流”不纯净了，河道里有了淤泥。中医讲：瘀则不通，不通则痛。临床上很多女性痛经，都是血瘀体质的原因，只是大家都不当回事儿，甚至大多数女孩子觉得这是正常现象。

1. 痛经是不正常的

实际上痛经是不正常的生理表现！我们说在痛经背后，可以看到一种体质，看到一个人将要走向哪种疾病。上面我们提到的那个女孩子，连续两年宫外孕，不能说是偶然的，因为她身体上的很多表现就是一个血瘀体质。

我们在做体质“流行病学调查”的时候，在两万例“流调”的人群里，7.9％是血瘀体质。每一个年龄段都有，并且随着年龄的增高而增多。从这个角度来讲，血瘀质的判断在临床上意义非常大。

那么，痛经的女人如何判断自己是不是血瘀体质呢，或者已经具备这种体质的倾向？这就要综合几种条件来看，比如舌上有没有瘀点、瘀斑？舌下静脉是否曲张等等。

2. 瘀血导致的前列腺病

事实上，不只女孩子们要这样去看，男人病也当如此。比如说男人的前列腺炎，发展到后来的前列腺痛，那是非常严重了。这个时候他尿频、尿急都不是最痛苦的了，主要以阴部剧烈疼痛为主，这种患者临床中挺常见的，而他们最明显的表现就是舌上有瘀点、瘀斑，尤其是翻起舌头，能看到舌下的静脉曲张。也就是说不少前列腺痛的病人其实都属于血瘀体质。可见血瘀质的判断在临床的意义非常大。在我们身边，这样的人很多呢，如果我们再细心一点，你会看到身边亲人或者朋友的好多奇怪现象，比方说身体容易出现瘀青，面部有类似 100 元钞票上面的纹路，有雀斑……你就可以建议他们做体质自测。是血瘀体质，就要及时调整，防患未然，避免身体近期或者未来可能出现的疾病，比如说心血管疾病等等，让生活与身体有章可循，你岂不是得到了一个预防身体变异的大法。

二、肿瘤，身体里面的血瘀气滞

现实问题：这些年，肿瘤患者的数字逐渐攀高，而现代医学研究发现，我们每个人身上都有癌基因，那么如何阻止或者逆转？肿瘤与血瘀体质有什么关系？是否先瘀、再肿、而后成瘤？

王琦解答：谈到肿瘤，多数人认为与遗传有关。中医认为肿瘤属于“癥瘕积聚”的范畴，那么什么是“癥瘕积聚”？就是无形的邪气，慢慢地完成了积聚有形物质的这么一个过程。我们可以把肿瘤的形成，作为瘀血的其中一个结果来看。

1. 因为气滞血瘀形成的肿瘤

尽管形成肿瘤的原因很多，中医认为最主要的原因还是气滞血瘀。第一，首先是来自外界的邪气。所谓外界的邪气，当然是自然界里面的风、寒、暑、湿、燥、火……这些因素的偏颇都会进入人体，影响、扰乱甚至改变体内的正常环境。古人说“一方水土养一方人”，其实早在两千多年前，西方的医学之父希波克拉底就曾经指出过地域疾病，实际上，大家经常会议论说这个地方长寿的人多，那个地方肝病的人多，其实说的就是大环境的因素。

比如河南省红旗渠那个地方，得食道癌的人就多；中山县得鼻咽癌的人多；江苏省的如皋县得肝癌的人多……为什么呢？因为在红旗渠那个地方，人们吃腌菜，所以他容易得食道癌；而如皋县那个地方，吃棉花种子榨的油，老吃那个东西就容易得肝癌。

我们看自然界里的地形变化，很多地方的河流已经干涸了，这个地方的土地就没有了收成；很多地方的树木森林风化，或者被砍伐，所剩无几，于是沙尘暴来了；江河大海被人为的污染，海底世界不再丰富多彩了……我们单纯说人体的“河流”如果淤泥沉积，再沉积，一天两天还不觉得有什么不妥，时间一长，就将一段“河道”堵塞了，于是中风了，高血压了……这是一个大方面的原因。

另外一方面，“离经之血”也会导致瘀塞，类似于泥沙囤积在那里，这就造成了二次瘀血。什么是“离经之血”？通俗地说就是偏离了轨道的气血，因为正常的途径没有了，堵车了，它必然要另谋出路，“离经之血”就是坏的变化。

2. 冠心病人多见血瘀体质

如果我们平时没有“瘀血”的这个概念，你就意识不到自己“瘀血”了，不加以注意，天长日久，堵塞的地方越来越多，想不病也很难了。

可以这样说，女性的乳腺癌、子宫癌，这些都与瘀血有关。

现在连年轻的小孩子都得了高血压，就一定跟他的体质有关系，而调查显示：在冠心病人当中，血瘀体质的人比较多见。我们就说胖人，很多人不是天生就胖的，他都有一个从瘦到胖的过程，从面色清亮到面色灰暗，一定是完成了一个过程，最后血瘀体质出现了，疾病出现了。所以从这个角度来说，我们要学会了解自己的身体，因为血瘀质是能够避免的。

3. 郁闷要防瘀血形成

再有，血瘀与气郁有密切关系，气郁和血瘀就像是孪生兄弟。因为中医讲“气为血之帅，血为气之母。”血不顺畅了，必然气也不畅，就是气郁，反过来说，这个人气机不畅，肯定也会血瘀。一种是物质的瘀，一种是心灵的郁。

说到郁闷带给人体的变化，我们的第一个反应就是抑郁症，自杀……其实郁闷时，更要防备瘀血形成。古人说“七情内起之郁，始而伤气，继必及血，终乃成劳。”就是说忧郁首先伤气，进而伤血，最后累及到全身，导致疾病。这里面说的伤血，就是指“气郁日久，气滞血瘀”，阴阳、气血都会失调，自然就影响了生命健康。

详细一点说，忧郁刚出现的时候，以气滞为主要变现，我们把它描绘成这样的一组镜头：一个人，沉静，不爱说话，甚者是一种萎靡不振的状态，看不到活力和激情，更喜欢唉声叹气，总感觉有什么遗憾似的；坐在那里，或者是站在窗前长时间发呆……就像林妹妹一样，有时会把流泪作为一种宣泄方式，但流泪也是默默的哭，不会是呼天抢地的嚎哭。这些，毫无疑问，她已经是有气无力了。

这里出现了一个气字，气的推动无力，必然导致血流缓慢，如同水泵与水，如果没有了电这个动力，水就无法泵出去，水也就没有了向前流动的力，就会附着在血管壁上，一点一点，如同淤泥一般，越聚越多。

有了瘀血，脉络开始出现阻塞，交通——交而不通，不通则痛，而痛恰恰是身体自己的语言，或者某个部位开始反复的痛，或深或浅，时有时无，有时也会加剧；心情时好时坏，睡眠质量下降、烦躁不安，情况严重的会出现精神失常……

量变引起质变，瘀久可以化热，热可伤津。淤热聚集到身体，会出现脱发，舌质发暗，脉弦涩……这些反应说明，此时淤血体质已经形成，血液流经全身的时候，会出现什么样的症状？臭水流到地上会使地面发黑，血瘀体质的人会面色晦暗，容易出现很眼圈，有疤痕不容易愈合，身上容易出现紫癜……

这样一路下来，你明白了吗？忧郁，气郁，郁闷，常此下去完全可以让你形成血瘀体质，当然也有外伤或出血后离经之血淤积引起的。

三、瘀血，加快身体衰老进程

现实问题：何谓“百川归一”？在我们的身体里面，有十二条主经脉，十五条主络脉，在它们之下，还分出无数条更小的，叫孙脉，这些脉络在我们的身体里面纵横交叉，就好像北京的地图一样，有主路，也有很多埋伏在主路边上的小胡同。如果部分的小胡同堵住了，还不至于造成北京交通的瘫痪，这个时候，可能他没有表现出来一个具体的什么病。

王琦解答：有些现象，并不是要等到得了肿瘤，或者得了乳腺增生什么的才确诊治疗，你看它虽然没有肿块儿出现，但是已经把你体内瘀血的先兆状态表现出来了，再往后推演会是怎么样呢？就会接二连三出现很多的病症，比如说一部分人的瘀就变成了有形的物质积聚了，刚才说到癥瘕积聚，都是有形的可以摸得到的东西，或者我们摸到它了，或者在物理检查时看到它了。突然有一天，发现这个人得了肿瘤了，其实不是突然，而是“蓄谋已久”。

1. 血瘀体质有预兆

我们说一个人后天体质的形成是渐进的过程，有一句成语：防微杜渐。比如说有的女孩子脸上能看到钞票纹，西医叫毛细血管扩张，或者说你这个人黑眼圈，你嘴唇的颜色有点暗……另外一部分人表现为失眠，睡不好觉，老忘事。张仲景说：“本有久瘀血，故令喜忘……”瘀血的时间久了，这个人的记性就不好使了，经常忘东忘西的，上班的时候门都锁上了，才想起来忘带钥匙，这种事很常见。就是说那个瘀血把通道堵上了，经络不通，脑络不通，人当然就健忘，我们看很多上了岁数的人特别容易忘事，《黄帝内经》里有一句话：“六十岁，……血气懈惰，……”上了年纪了，气机不畅了，血液运行慢了，那个血就要偷懒，用西医的话说，大脑得不到血液输送的养分，记忆力就越来越差。关键是我们发现了这些问题，就要引起重视，防微杜渐。

瘀血不仅会导致疾病，也会加快一个人的衰老。有人做过这样的观察，发现血瘀质的人，他的生理和外貌年龄，很明显的老于同年纪的健康人，因为瘀血不除，新血难生，你的代谢机能也会越来越差，就成了恶性循环。

2. 妙用血府逐瘀汤

失眠的问题在年轻人当中越来越多见，有个在外企工作的女患者，年轻、时尚，她就烦躁，失眠，她很爱说话，她说她身上、腿上很容易就一块青、一块紫的，好恐怖。最后我判断她是血瘀体质，给她用了血府逐瘀汤，吃了几付以后，心情也好了，也不失眠了。

并不是所有失眠的病人，都要安眠，也不是所有的病人都用血府逐瘀汤，是因为她有瘀血的特征，我才用这个。不要一见到失眠、健忘这类病，都养心安神去了。《医门法律》是说“肌肤甲错，面目黯黑而羸瘦，不能饮食，全是营血瘀积于中”。

所以体质与病之间是一个倾向性的关系，你是这种体质，就会倾向于得某种疾病。大家来了解一下经典妙方血府逐瘀汤：

组成：当归，生地，桃仁，红花，枳壳，赤芍，柴胡，甘草，桔梗，川芎，牛膝。

功用：活血祛瘀，行气止痛。

主治：上焦瘀血，头痛胸痛，胸闷呃逆，失眠不寐，心悸怔忡，瘀血发热，舌质暗红，边有瘀斑或瘀点，唇暗或两目暗黑，脉涩或弦紧。妇人多见血瘀经闭不行，痛经，肌肤甲错，日晡潮热；以及脱疽、白疕，眼科云雾移睛、青盲等目疾。

现用于高血压、精神分裂症、脑震荡后遗症、慢性粒细胞性白血病、血栓性静脉炎、色素沉着、性功能低下、更年期综合征、顽固性头痛、顽固性低热、眼底出血等属瘀血内阻，日久不愈者。

四、血瘀体质的蛛丝马迹

现实问题：看过电影《达芬奇密码》吗？里面设置了很多教派的符号，把这些符号一一组合、破解，最后在结局的时候，解开了一个天大的秘密。中医体质学更像是一整套启迪身体智慧的军事战略，明晰、缜密、可靠。而对于血瘀体质，我们还有简单易行的方法，你会及早发现它的踪迹。

王琦解答：身体有问题，一定有症状，需要细心察觉。

如果把人体气血比喻成交通的话，一个地方堵车了，整条马路都会出现行驶缓慢，甚至走不动。再往前走，才发现是前面出了剐蹭，堵在那里了。血瘀质的人，面色、唇色偏暗，舌下的静脉淤紫，皮肤比较粗糙，有时在不知不觉中会出现皮肤淤青。眼睛里的红丝很多，刷牙时牙龈容易出血，容易烦躁健忘，性情急躁。

1. 瘀血带来的危险疾病

目前大家认为，心脑血管疾病已经成为人类的“头号杀手”，包括冠心病、动脉粥样硬化、心绞痛、心肌梗死和猝死等等。在中医的范畴就是“胸痹”、“真心痛”，其实这些都是气滞血瘀所致。

所以瘀血——才是我们身体的隐形杀手。

瘀血，是血液在脉里流通不畅或者溢出脉外，最后形成的病理产物，或者久病影响到脉络所出现的病变。“脉者血之府”，血管是血液循环的道路，瘀血可以是外伤出血，也可以是气虚、气滞、寒凝、热邪等作用而导致的结果，又可以是其他疾病的致病因素。

体内瘀血，血管流通不畅，还会引起血压升高，血管壁的脆性增大，甚而会发生脑溢血的悲剧。这样的例子太多了，本来刚才还是好好的一个人，可是一个着急，血压骤然升高，突然间的压力使得管壁破裂，血溢出脉管外，引起死亡；甚至一个喷嚏，用力大便……诸如此类细节都能使血流瞬间加快，血管壁上的附着物被冲刷进血管里，成为游离状态，就是说栓子脱落了，沿着血管流通，到达脑部的时候，大的栓子不能通过较小的血管，脑梗死就发生了。

西医讲血栓，是指血小板附着在受损血管壁裸露的胶原上不断积聚，是发生心脑血管疾病重要的原因，所以西医治疗心脑血管疾病大多是软化血管和溶栓，把大的栓子变成小的栓子，这跟中医的化瘀是相似的。但中医还讲到活血，使体内的血更好的发挥输送营养物质的作用，在化瘀的基础上改善脑部或者瘀住地方的缺血状态。

瘀血导致的疾病有很多，比如心脑血管病变表现的头痛、心胸疼痛、痴呆、癫狂、中风等症都是瘀血引起的。大脑、肢体失去血液的濡养，就如同田地没有得到水流的浇灌一样，庄稼就会干枯，黄色的叶子，耷拉着穗头，放在我们人体上就是感觉缺失，轻的出现一过性失明，肢体麻木，无力等症状，这个时候人们往往不太重视，觉得没事儿，可能是工作太累或者压力太大的缘故，然而当发展成大栓子的时候，就会出现脑卒中，半身不遂，偏瘫，甚至会死亡。此时，就没有注意和不注意的时间了。

2. 月经里面的血块最典型

用什么方法能早期判断血瘀质呢？比如说身上有瘀青，牙龈容易出血，失眠，记忆力变差，有疼痛，尤其是身上有固定的疼痛，就要注意你是血瘀体质了。中医说痛不移其处，它就在那一个地方痛，这也是瘀的表现。有时候病人可能是刺痛，瘀血的特点就是刺痛。其实很多病都是这样，比如刚才说到血瘀体质的表现，就是肌肤甲错，形容皮肤粗糙、干燥、角化过度，所以外观皮肤就会是褐色，如鳞状。女孩子最典型的就是月经有血块。

五、如何调整血瘀体质？

现实问题： 疾病，是提前消费我们生命的“刷卡机”。而中医体质学就是要告诉大家，不要轻易把不舒服、小疼小痛什么的，随意地扔到亚健康的“筐”里去，要对自己再细心一些，体质不同，表现也不同，等到已经发展成疾病了再看医生，可能已经来不及了。

王琦解答： 一方面活血化瘀，一方面还要益气。中医说“气为血之帅”嘛，“血为气之母”。气是血液循环的动力，动力不足必然会造成瘀。

1. 黄芪补气补动力

造成瘀血的原因很多，而动力不足还只是一方面。其次，血遇寒则凝，我们就要活血化瘀。血有一个特性，见热则行，见寒则凝。你冻着它了，它不干了，要赖不走了，就让你瘀；血过热了，也不行，我们常说热血青年，往往是说这个年轻人血气旺盛，就容易做一些过激的事情，血液也是一样，太热了它也过激，就四处冲撞，甚至冲出它原来的轨道，所谓过犹不及，就瘀在那里了，我前面说过这叫“离经之血”。

如果症状不太严重的话，可以使用黄芪这味药，黄芪素以“补气诸药之最”著称，说明它的补气效果很好，平时可以泡水做茶饮，每天放上十几片，喝到没有味道、没有颜色为止，买上一二两能喝很久。

2. 活血化瘀参三七

我们现在一出门就坐汽车，睡觉是席梦思，上下楼有电梯，基本没有运动的机会，再加上吃的东西也越来越油腻，不能运化，总体来说每个人都有或轻或重的瘀血，但不一定是血瘀体质。

现在一讲到养生，很多人就想到补，你已经堵了，还往里补，好的东西进到你的身体里也没有出路啊，就变成垃圾了，就更堵了。擅于养生的人，都要考虑到流动的问题。我们到野外去旅游，看那山川湖泊，心情很舒服，因为大自然有种流动的美，包括水流、空气。我们的身体也要流动起来，你就会觉得舒服，那么用什么东西呢？就是这个三七粉，它是唯一活血而不破血的东西，有双向调节作用，能够化瘀，延缓衰老，扩张血管，改善血液循环。食用云南的参三七粉应该是一个很好的养生方法。

3. 推陈出新用大黄

中国人可以说是养生的鼻祖，我在讲养生的时候，就经常讲：乾隆当了60年的皇帝，活到89岁，是历代皇帝中寿命最长的一个，这在中国历史上算是奇迹。他非常喜欢射箭、打猎、骑马乃至巡游，这些运动让他一直拥有一个强健的体格。而且乾隆帝还喜欢吟诗作画，陶冶性情，这也是养生良方。有资料说，乾隆皇帝的养生方法中常吃少量大黄，有推陈出新之功。南通朱良春老先生现已92岁高龄，他就是每天吃一点大黄。

这样使用大黄呢，不取通下，而取推陈出新，大黄有活血化瘀的作用，但是这个量，这个度要很好把握。如果把它弄成泻药，就麻烦了。而且不是所有人都能吃大黄，比如一些体力劳动者，本来就已经很伤了，而且他的新陈代谢本来已经很快了，就不要再吃大黄了。

4. 消食健胃妙山楂

我会经常建议病人适量吃一些山楂。山楂软化血管的效果特别好，又能消食健胃。上了年纪的人脾胃虚弱，血管老化，吃山楂是最好的。不要吃多，多了会胃酸。

所谓“流水不腐，户枢不蠹”，流动的水永远都不会变质，每天转动那个门轴永远都不会被虫蛀，“动”是一切生命存在动能，尤其瘀血的人，必须让自己动起来，哪怕今天多上一层楼梯，明天多走10分钟的路，你都会感觉到身体有明显的变化。但你不要动过了，我们说运动，也要遵循大自然的规律而动，这是一个度的问题。

5. 血液营养不可过高

我们先来了解一下水体“富营养化”，这有点像我们摄入太多的营养物质。是指在外界因素的干预下，生物生长所需要的氮、磷等营养物质大量进入湖泊、海湾等水流速度相对缓慢的水域，引起藻类及其他的浮游生物在短期内繁殖加快，导致水体内溶解的氧气含量大幅度下降，鱼类及其他生物大量死亡，进而水质恶化的现象。

在自然条件下，湖泊也会从贫营养状态过渡到富营养状态，不过这种自然过程非常缓慢。而人为排放含营养物质的工业废水和生活污水所引起的水体富营养化则可以在短时间内出现。

如同我们身体内一样，血液是个水环境，当营养成分出现富集或者过盛，血管内甘油三酯等脂类物质便会如同藻类植物一样大量“繁殖”，形成血管内的“脂潮”。血液黏稠度升高，血流速度减慢，氧的供应就不足，形成了一个不良环境。

血液黏稠，能够导致冠心病和高血压，因为这个环境已经是营养富集的状态，处在缺氧状态。

中医以活血化瘀、益气为治疗大法，把药撒进血管这个水域，将富集堆积的藻类植物或者是瘀血一点点地分解化掉，使他们不再聚集成灾，然后用活血益气的药，如同往水里泵入氧气一样，增加水内的氧气和其流动速度，从本质上改善这种富营养化的现象，达到标本兼治的效果。

活血化瘀、改善了淤积的状态，并不是说就可以不计前嫌，继续自顾自的开源了。“病从口入”，是百年来我们约定俗成的词语，所以调整饮食起居是相当有必要的，少吃多餐，清淡为主，戒烟限酒，适量运动，保持心态平和，大便顺畅，才能远离血液的富营养化。

6. 找到治未病中心

有一种人是先天血瘀体质，他的身体稍微碰了一下，别人可能没有什么事情，但是他就会青紫。这个西医就说是毛细血管比较脆，但在中医来讲这就是瘀血的一种，是典型的离经之血，就是这个血它不走原来的那条路。还有的人突然感觉自己懒了，不想动了，睡眠不怎么踏实了，小便多了……西医检查不出来毛病，而亚健康免不了又是笼统地应付，那你一定要考虑这些是身体向你发出了警告，就要到中医的治未病中心进行体质检查。

在这里我给大家一个好办法，不管你是什么体质，首先你要树立一个关心、在意自己身体的观念。现在不可能每个人都拥有一个私人保健医生，但是每个人手里都有手机，有的有记事本功能，你要随时记录自己身体的感觉，当然不是什么都记，记特殊的感觉，一段时间下来，你会有一个惊喜，或者发现了身体的规律，或者发现了什么问题。这样一来，你就是自己的保健医生，你比任何人都了解自己呀，我教你这个方法，你去做自己的“上工”治“未”病就好了。

血瘀质总体特征：血行不畅，以肤色晦黯、舌质紫黯等血瘀表现为主要特征。

形体特征：胖瘦均见。

常见表现：肤色晦黯，色素沉着，容易出现瘀斑，口唇黯淡，舌黯或有瘀点，舌下络脉紫黯或增粗，脉涩。

心理特征：易烦，健忘。

发病倾向：易患癥瘕及痛证、血证等。

对外界环境适应能力：不耐受寒邪。

血瘀体质基本方：桃红四物汤

附：血瘀体质可以这样吃着调

1. 黑豆川芎粥

川芎10g用纱布包裹，与生山楂15g，黑豆25g，粳米50g一起入水煎煮熟，加适量红糖。分次温服，可活血祛瘀、行气止痛。

2. 平时可以适当多吃的食物

黑豆、黄豆、香菇、茄子、油菜、羊血、芒果、番木瓜、海藻、海带、紫菜、萝卜、胡萝卜、金橘、橙、柚、桃、李、山楂、醋、玫瑰花、绿茶、红糖、黄酒、葡萄酒、白酒等具活血、散结、行气、疏肝解郁作用的食物。其中生山楂或玫瑰泥可酌取泡水当茶喝。

3. 尽量少吃的食物

肥猪肉等滋腻之品。

网友1提问：大夫好啊！我今年32岁，生了孩子后，脸色就变得很暗，还长了黄褐斑，月经倒是挺准时，就是血色变暗了。请问，有什么好办法能消除我的黄褐斑？广告上说的太太口服液管事吗？

王琦解答：可食用山楂红糖汤，组方为山楂10枚，冲洗干净，去核打碎，放入锅中，加清水煮20分钟，调以红糖进食。可活血散瘀。还可用玫瑰花泡水喝，对消斑是有作用的。

网友 2 提问：我腿上经常会莫名其妙地出现“鬼拧青”，已经好几年了，平时皮肤不太好，总是很干，经常脱皮。医院查血小板说是没什么问题，现在只能求教中医，请问这会有什么严重后果吗？是紫癜吗？平时有什么食疗的办法呢？

王琦解答：平时多喝水，多食蔬菜水果，可买些三七粉每天 3 克分两次冲服。可以用桃花、玫瑰花、藏红花等冲饮茶水，可以促进新陈代谢，起到修复皮肤的作用。

网友 3 提问：我爸爸今年 65 岁，3 年前，他的小腿上开始出现深色的瘀斑，皮肤很凉，有时候还会肿痛，好像周围血液都不流通了。在医院检查说是静脉炎，最好的办法是手术。

请问，中医有没有好的治疗办法？

王琦解答：随着年龄的增长，血液运行会出现缓慢的现象，因而老年人的皮肤会出现“老年斑”。而经常出现皮下瘀斑、静脉曲张都是血瘀体质的特征。平时可适当进行锻炼，如打太极拳等，可食用山楂，既可活血又可降脂。您还要定期体检，注意预防心脑血管方面的疾病。

网友 4 提问：我好痛苦，3 年前，身上开始出现红点，为此我不敢穿短裤，女朋友让我陪她去游泳，我也拒绝，怕腿上密密麻麻的红点吓坏了她，为此还得罪了她。平常我碰一碰就会出现瘀青，出血了也要很长时间才止血。

请问，中医有没有好的方法治疗这种情况？

王琦解答：你这种现象是血瘀体质的表现，可适当服用三七粉，既可活血又可止血，剂量也是每天 3 克左右，冲服。

体质七 特禀体质

过敏派

四季风物，春有百花秋有月，夏有凉风冬有雪；五方佳肴，东有咸腥鱼虾，西有肥羊面食，北有牧野乳酪，南有酸菜脏杂，中有丰盛百味；九州美景，各有珍禽异木，河川山壑，不一而同。

当有的人徜徉在天赐的自然乐趣中时，有的人却是如此难熬：花开妍丽，芳香四溢，他们不得不戴上加厚的口罩，绕道而行；肥蟹厚膏，美味养人，他们不得不紧守口忌，把垂涎直往回咽；山林蓄秀，绿阴轻笼，他们不敢过久逗留，更不敢让野草轻扫皮肤；亲友新房，淡漆余味，他们也不得不早早退席，长坐不得……

为什么？因为身体过于敏感，一遇着这些事物，马上反抗，不是红疹汹涌，身热困倦，就是喷嚏连天，涕水连连。

身体的自然反应，本是一种保护，提醒你远离，也许外在的这些事物潜伏着危险。那么，为什么别人的身体能欣然接受这些事物呢？过敏的人儿，怎样才能获得自由与解放？

◆ 我们需要了解的8个问题

1. 什么是过敏？
2. 过敏的表现是什么？
3. 过敏可以调整吗？
4. 怎样避免过敏？
5. 什么是特禀体质？
6. 特禀质的危害大吗？
7. 怎样改变特禀体质？
8. 全家过敏，怎么办？

故事

我们全家都过敏。

父亲有哮喘，每次到换季就开始犯病，每次出门就一定要带着喷雾剂，严重时甚至住院治疗。

有一次，全家去海鲜酒楼吃饭，回来后，很快父亲全身就起了红疹子，从头皮到脚底，每一寸肌肤都是密密麻麻的红色，甚至开始出现了胃痛腹泻。跑到医院，大夫说消化道黏膜都起了荨麻疹，如果生在气管壁上，呼吸就困难了。这是最可怕的一次经历，让我终生难忘。

我也遗传了家族的过敏。却似乎有点不幸中的大幸，不是哮喘，而是鼻炎。小小的鼻炎，却也是折磨人的麻烦事。经常是毫无预兆地，鼻子就开始发痒，然后就是不由自主地打喷嚏，要连续打十几、二十多个。学校从一楼到五楼，所有人都能听到我响亮的喷嚏。

有一次，母亲买了红富士。红富士，我吃过几百次，没多想就吃了。结果又引发了一场过敏大战。这次不是喷嚏，而是眼睛红痒，不停地流眼泪。后来，我才知道，罪魁祸首不是红富士，而是它不地道的出身——嫁接在黄香蕉上的红富士。原来，我的身体已经这么敏感了。哎，嫁接太多，我连水果也不敢随便吃了。

想起来，小的时候，我还没有过敏的毛病。大学一年级的时候，是我第一次打喷嚏，流了很清的鼻涕，像水一样。到了医院的变态反应科检查，正巧碰到白头发老教授给一帮小弟子讲课。这倒好，成了模板了。他指着我就说，大家看看，清鼻涕，这是典型的过敏反应。哎……过敏，我对花粉对敏，甚至是野草都可能引发我的喷嚏连连。

我想，如我这般的人儿还有千千万，没有剧烈的疼痛，好像也没有危及生命，但也实在是充满辛酸呀，人生如此不爽。是否还有更有效的办法，让我们跟过敏说拜拜？曾经，我跑过一年的步，那一年，过敏曾经远离了我，是否跑步对过敏也有帮助？

一、无处不在的“过敏人”

现实问题：北京晚报曾经介绍过一个外地的小伙子，说他有特异功能：在他身上划出的字能显示出来。其实他就是特禀体质。据有关方面报道：全球有22%的人群患有过敏性鼻炎、哮喘、湿疹等过敏性疾病，并以每10年23倍的速度增加，预计2010年将达到全球人口的40%。依此类推，目前我国有2亿多人患有过敏性疾病。

王琦解答：从这个数字可以看出，过敏的人群之多。来我处就诊的人也越来越多了——有的对某种化妆品过敏，有的对金属饰品过敏，对酒精过敏，甚至对眼镜架过敏……

说到身上能写字，大家可以在前臂这儿划一下，做一个划痕试验，过敏体质的人会出现一条线，呈阳性，如果还有一些过敏症状的话，就可以肯定这个人是特禀质。当然，除了划痕试验以外，他还有一些过敏症，非常容易过敏。其实过敏也没有那么可怕，我讲几个例子。

1. 一人冰库卖鱼，全家集体过敏

今年春天的时候，有位巴拿马的华人，带着孩子来看病，他七、八年前来中国找我看过病，那个时候他已经过敏20多年了。

巴拿马是一个海岸城市，这位华人是一个小企业主，他卖鱼，家里有冰库，他就必须进出冰库放鱼、取鱼。巴拿马的气候热得要命，出来就热得不得了，下去就冷得要死，然后他就开始过敏。过敏了就是浑身痒，起疙瘩，挠得他没办法再开业了，只好把这个事情移交给他老婆去做。他就来到中国找我看病。

很明显，这个人的体质改变就是因为一凉一热的卖鱼生意造成的。冰库里面潮湿寒冷，外面却是湿热的环境，这一寒一热改变了他的体内环境，这个“冰火两重天”，或者说鱼虾也还有些关系，就造成了他的过敏，出现湿疹了。湿疹了以后，他就是吃扑尔敏，年年吃，吃得他烦躁，失眠，大便解不出来，还是一样过敏。最后他决定从巴拿马回国找我看，我第一次给他看了大概十几天，他好了六成。第二年，他又来中国住了十几天，我又给他看了一次，第三年又来一次，然后就不怎么犯了，后来几乎就没有了。

这个人高兴得不得了，不断地邀请我去巴拿马，他说我请你到巴拿马去，因为我们那儿的华人听说我看好了，想要请你来看病，但他们不可能都来中国。当然我还没有去，因为我没时间啊。结果呢，他女儿也过敏了，大概十几岁的时候，他把我的方子给他女儿吃，他女儿也好了。今年来呢，他儿子也过敏了，大概也就十一二岁，走的时候也好了，基本上好了，就这一家子，你说是和遗传有关系还是和环境有关系呢?

2. 腹泻10年的荨麻疹

电视新闻里曾经说了一件事。有人腹泻10年，最后发现，原来是过敏惹的祸。话说这可怜的人，10年前开始腹泻，腹泻不断，却也一直找不到原因。到最后，心脏有了问题，赶紧看吧。可是没有高血压，也没风湿热，更没有心肌病。怎么回事？追问病史，也就是这个缠了10年的腹泻啊。幸亏，还有明白人告诉他，去查查是不是过敏吧。这过敏往往发病得你毫无知觉啊。这人也是听话，跑到协和变态反应科。老教授对着过敏原检查的报告单说，你是过敏体质，对大豆类过敏。腹泻是过敏反应，现在累及了心脏。

我曾经为特禀体质下过一个定义，大意是这样：除了先天、遗传之外，就是这种人对某一种物质有亲和性，并有家族的聚集性。邓丽君就是死于过敏性疾病，她本来没什么病，因为过敏性哮喘，这个时候，气道阻塞上不来气了，她就死掉了。别以为流鼻涕、打喷嚏没事，就说过敏性荨麻疹，不要以为它只是长在身体表面的疹子，那是你运气好，其实荨麻疹在全身的黏膜表面，包括内脏上都可以发生。如果刚巧发生在喉咙这儿，就很有可能引起喉头水肿，窒息而死。如果长在消化道呢，就会拉肚子，腹痛，消化不良。如果是巨型荨麻疹，1 分钟之内可能就结束了一个生命。

3. 打喷嚏引发的事故

再举个例子，有对儿子在广州的老头老太太到广州去了，广州是水果之都，因为刚刚下车口渴，几个人就洗了一盆水果吃，还没吃完呢，老头就休克了，就是他对这个苹果里面某一种东西不适应，或者苹果外面有什么农药，他对那些东西过敏，就休克了，刚刚来的时候，还好好的，吃了一口苹果就送医院抢救去了。老北京人说“七十不留宿，八十不留食”，很有道理啊，老年人，适应了一方水土之后，换一个环境，没有年轻人那么容易适应过来，接触了一些以前没接触过的事物，可能会突发一些疾病。

柳宗元写过一篇文章，描述了郭橐驼的种树之道：“凡植木之性，其本欲舒，其培欲平，其土欲故，其筑欲密。既然已，勿动勿虑，去不复顾。”也就是说，移植树木，其中的一个关键点在于用“故土”，保留树木根部原来的旧土。人也是一样道理，霎时进入新的环境或接触新的事物，可能会发生一些意想不到的事情，要有一点警惕心，不要大意慌了神。

一对小两口要结婚了，老父、老母从乡下住到他们家来，住进来之后，老爷子就喘得不得了，就是因为他们家新装修了房子，释放的氨、苯这些东西，诱发了哮喘，婚事还没办呢。

还有个严重的交通事故，就是因为驾驶员打了一个喷嚏，车上的乘客都死掉了。驾驶员在高原开车的时候，由于热，他就把车窗摇下来了，窗摇下来了，风也刮进来了，刮进来以后，驾驶员就一连地打喷嚏，方向盘一转，车就掉下去了。

4. 母乳过敏的婴孩

有一年我到浙江去讲课，某中医研究所办公室的一个人，他找我给他孩子看病。这个小孩子，有的时候脸会肿起来，肿得像个蜡做的娃娃，身上皮肤也肿起来，硬邦邦的。这是什么病？过去一看，看不出是什么病来，老是这样子，反复了好多次，结果慢慢地才发现，只要他妈妈吃面条，小孩子喝了奶以后，脸上就变成这个样子，这说明母体的食物跟婴儿这个关系。

5. 精液过敏的女人

我在西苑医院的时候，有一个女同志找我来看病，当时她不好意思，她就说她下身痒，她说滴虫查过了，宫颈也查了好多遍，我说你怎么到我这儿来看病呢？她说妇科大夫要我到你这儿来。我说为什么？她说他们说稀奇古怪的病你找他看就行了。当时我们满脑袋瓜“滴虫，阴道炎，宫颈糜烂……”后来我就更进一步了，我说你查查支原体、衣原体，那时候还没人懂得查什么支原体、衣原体，她就查了，也没有问题呀。我就问她使用的是什么香皂，换一个使用看看……隔天她来，还是痒。后来她说了一个细节，说一同房就痒，痒得受不了。后来我就想到了过敏。但是我还不能判断，就跟她说，你再观察几次，再后来她还是痒，那我就判断了，是精液过敏。

当时做出这个诊断的时候，真有点儿惊世骇俗，这好像在中西方医学史上都没有过。后来给她用中药调整，最后也将她的过敏体质给调整过来了。

6. 慢性肾炎与过敏

我的学生给我讲过这样一个真实的事儿，他50多岁的叔叔得了慢性肾炎，去医院做肾穿刺，发现是弥漫性膜增生性肾炎。他的叔叔很奇怪，为什么会得这种病？家族没有这种病史，自己也很注意呀，没有理由啊！后来呢，他就分析可能跟自己的过敏有关系，因为自己从小一直过敏，爱出荨麻疹，出去风一吹，就冒出来了，红得一片一片的。后来一个医生跟他说，可能由于他的过敏体质，血液发生了变化，最后导致了这个肾炎。如果当初把他这个过敏体质调整过来的话，现在就不会有这个病了。当然了我们不能确定这个因果关系，医学也在不断的研究中，但是这个真实的故事是否给我们敲个警钟呢？

二、过敏了，从体质开始调整

现实问题： 过敏这个词，可能大家都不陌生，自己或身边的人或多或少都有过敏经历，生活中，发现谁、谁过敏了挺平常的，我们便说这人忒娇气了。其实，过敏很痛苦，过敏的人尤其烦恼，以为这一生就只有回避、回避、再回避。那么究竟应该怎样理解过敏呢？

王琦解答： 过敏，是一种特殊的身体禀赋。一般是指由于遗传因素和先天因素所造成的特殊状态的体质。中医讲的先天禀赋，是指小儿出生之前，在母体内遗传的父母双方的一切特征，当然，它在母体内的这一段时间也会受到其他因素的影响，比如母亲使用了不良药物等等。应该警惕的是：出现了过敏的症状，就应该考虑一下是否为特禀体质。

1. 过敏体质可以改变

应该说这个体质比较特殊，刚开始我们也没有发现。后来经过临床的长期观察，发现有些人，经常容易起一些荨麻疹，有的人一接触花粉或者闻到油漆味就会哮喘、打喷嚏、流清涕，有的人皮肤一抓就会出现划痕……等等。为什么这些人会对花粉、海鲜，甚至金属过敏？别人却不会？究竟怎样认识这个特殊人群呢？而这些症状以及他们发病的过程又无法用中医的气血阴阳理论来解释，然后我们就开始研究这一现象，但是我们不仅仅关注他们得的病，而是更关注得这些病的人。然后经过我们多年的研究发现，这种现象其实是由于他们的过敏体质导致的，所以才特地划分了特禀质这一类人群。

有人说这种特禀质是天生的，以后就都不会改变了。其实不完全是，他有遗传的背景在里面，然后还受一些环境的制约，最后造成这种体质。所以先天因素和后天因素都很重要。再说简单一点，如果他的先天因素决定了他是特禀质，那么他的这个体质状态是肯定存在的，只是不一定会表现出来。但是一旦出现环境因素的诱因，那么他的特禀质就会表现得很明显了。

2. 过敏是身体的“变态”行为

现在有很多人对花粉过敏。过敏呢，西医就叫变态反应性疾病，所以过敏性鼻炎也叫变态反应性鼻炎。为什么叫变态反应呢？每个人的身体内都有一套复杂的免疫系统，或者说每个人自身都存在一个抵抗疾病的能力，就是抵抗力。就是说一个正常人对这个花粉，怎么接触都没事，机体的免疫系统识别完了这个花粉颗粒之后，他就认为这个是没有害的，也就不会大规模启动你的免疫系统来针对、排斥这个花粉颗粒。

但是出现过敏反应的人呢，内部组织就认为你是一个外来的侵犯者。于是大规模启动了身体内的免疫功能，所以就出现了流鼻涕、打喷嚏、流眼泪、咳嗽、呕吐、皮疹等现象，非要把他们赶出体外，是身体的反应过度了。

3. 致敏原与大分子蛋白质有关

花粉过敏是特禀质人群较为多发的一种疾病，早在公元 2 世纪，古罗马的一个学者盖伦就发现有人接触某些花草后会打喷嚏、流鼻涕。这个可能就是人类历史上关于花粉过敏的最早记录。以后由于种种原因，人们一直未把过敏与花粉联系起来。1828 年，英国科学家约翰·博斯托克又进一步断定，这种症状是因为在夏季与枯草接触后造成过敏引起的，并将这种病命名为“枯草热”。大约又过了 31 年，由另一位英国科学家布莱克应用皮肤试验，才证明花粉是引起过敏的主要原因，从而推翻了博斯托克以前的错误论断。但至今，国外仍习惯地称花粉过敏为“枯草热”。

实际上，花粉之所以能引起人体过敏，是因为它含有丰富的植物蛋白，其中某些大分子的蛋白质是主要的致敏原。很多致敏原都是含有大量蛋白质的物质。

三、正确认识过敏体质

现实问题：越来越多的人患有过敏性鼻炎、过敏性哮喘、过敏性紫癜、湿疹、荨麻疹等，这些都与过敏两个字紧密相连，随着过敏性疾病的发病率越来越高，一个问题越发引起“特禀人”的关注：遗传造成的过敏体质，后天能转变、调整过来吗？

王琦解答：现在很多大夫都对患者说的，你对什么过敏，你就避免它，不要接触它。但是这种方法存在一个很大的问题，有很多过敏原是你避免不了的。我有很多这样的案例：有的人对空气过敏，那你怎么办？你不能说老呆在纯氧的那种环境里，这是不可能的。还有的女性对丈夫的精子过敏，这种问题你怎么解决？回避？

1. 到处都有过敏原

目前有一种方法治疗过敏性疾病，就是免疫疗法。这种免疫疗法是1911年开始应用于临床的，当时称为脱敏疗法，后来发现在治疗过程中，体内会产生免疫方面的变化，才改称为免疫疗法。但是很多人还是习惯地称之为脱敏疗法。这种治疗方法原理就是你怕什么我就给你来什么。将各种可以导致患者过敏的致敏原从小剂量开始，慢慢增加，通过各种途径（皮下注射、含服、喷鼻等）进入体内，最终达到有效剂量。目的就是增加患者对这种致敏原的抵抗力。以后再遇到这种致敏原的时候，症状就会减轻。这种办法费时费力，再说，大千世界这么多的致敏原，你能解决几个？今天好了这个，明天又来了那个，怎么办？

2. 美国人做过一个过敏的课题

现代医学研究你过敏，为什么会打喷嚏呢？是因为你刚才从外面回来，在外面你遇到花粉了，这个花粉造成了你过敏，所以你就会不正常；

他为什么会过敏，他吃了鸡蛋，鸡蛋造成他过敏；你为什么会过敏，刚才碰到了油漆，这个油漆造成了你过敏；他为什么会过敏，他刚才吃了螃蟹，所以他过敏等等，你有没有觉得这个答案有些似是而非？

美国人做了一个关于过敏的课题，怎么做呢？比如说这个小孩子哮喘了，为什么哮喘了？他吃了花生。美国很多的小孩子都因为花生过敏。花生为什么会过敏呢？就研究花生，发现花生里有蛋白质，再继续研究，发现花生里面有20种蛋白质，那么蛋白质作用于人体的什么器官呢？他们再研究什么器官，就是这样，他们从花生，到花生的蛋白质，从蛋白质再研究人体的哪个器官，就这样一道道地、无穷尽地搞下去。

但站在另一个角度，吃花生的人太多了。别人为什么不过敏呢？刚才我们3个人都从那个地方进来，他打喷嚏了，你并不打喷嚏啊。如果你用"过敏原导致过敏"的理论，可以解释他，但是解释不了你呀。况且大千世界，丰富多彩，过敏原也是各式各样，很多都是看不见、摸不着的。你像我们进来屋子以后，我对这个粉尘，我对螨虫过敏，这里头有螨虫，你就拿个检测仪，到处扫描一番，就好像国家元首的保镖一样，发现没有问题了，然后再让我进来？而且像螨虫这样的过敏原是很多的，随着时间的变换，物种也在不断地变异。所以如果我们想要把每一种过敏原都研究清楚，这是没有穷尽的，不知何年何月才能解决了，所以这种方法是不可取的。

3. 研究过敏的误区

刚才说美国一家过敏中心，他们在做花生过敏。在和他们的课题带头人交谈的时候，我就说，我们换个思路行不行？他说怎么换思路啊，这个东西就是这样的，没有花生他就不过敏了。我说你研究花生这么多年，如果换个东西你怎么研究呢？如果说这个人对猫过敏，不是花生。他就说：对猫过敏把猫从窗户扔下去。我说这个女人对她丈夫的精液过敏，你怎么办呢？也不可能把丈夫和猫一样的从窗户扔下去，换个丈夫。咱们医生也没有这个处方权啊。其实说到底还是思维方式。后来他思考了一会儿就说：你这个人的思路跟我们不一样，你想的是另外一个问题，我们老是想的是这个问题。其实，人是过敏的最重要的要素，诱发过敏的物质只是第二要素。你看现在到处都在研究过敏原，如何切断过敏原，而不研究过敏人的问题，这是医学上的一个误区。

所以治过敏病实际上是治疗过敏人，我们研究的意义也在于此。

4. 中药可以转变过敏体质

实际上，最好的办法是我们通过中药来调整这类人群的过敏体质。我们是针对你这个人，我不管你对什么过敏，我把你的过敏体质调好了，你就不会再过敏了。比如说有些人到二十五六岁了，才发现自己对鸡蛋过敏，之前吃鸡蛋都没有问题。这就说明什么呢？他的体质肯定在后天的条件下发生了改变。

而我们根据“体质可调”的理论，通过中药、饮食、运动等方法，进行干预，调整他的体质偏颇，让他的体质逆转到没有过敏之前的状态，而不是说他这辈子就不再吃鸡蛋了。

我就经常用玉屏风散和麻杏石甘汤为基本方加减的中药，来调整这个过敏体质，疗效很好。很多过敏体质的患者经过我们的治疗之后，检测过敏体质特异性指标，结果是明显下降。这个就说明过敏体质的状态是可以改变的。而且从此以后，他们遇到致敏原也都没有发生过敏反应。这也说明了，这个过敏原只有作用于过敏体质的人才过敏，于是这就给我们带来一个新的角度：首先是人的问题。

四、体质调好了，就不会过敏了

现实问题：过敏，无处不在。有人小时候过敏，却在10岁之后与过敏一刀两断，有人小时候不过敏，却如今，与过敏艰难搏斗着。甚至有人，到了50岁、60岁，突然发现，走过了一生的坎坎坷坷，竟然也陷进了过敏的陷阱。如今医院儿科里那些大大小小过敏的孩子，春天不能拥抱百花，不能感受春天的气息，是孩子们生活得太纯净，还是空气太污浊？

王琦解答：一直以来，我们也在思考这样一个问题：我们生存的环境离自然越来越远，过敏，是不是也是我们身体的内在对于现在生存环境的一种抗议呢？生活的人工痕迹太重，人远离了自然，是不是也是导致过敏人群规模增长的一个原因呢？有位哲人说得好，在这个自然世界里面，我们有太多的未知，其实让自然生命汲取自然的力量，才是最理想的境界。开篇那个真实的故事里面，她写道：曾经，我坚持了一年的跑步，那一年，过敏远离了我，是否跑步对过敏也有帮助？一定是有帮助的，这说明保持积极正确的生活方式，一样会帮助我们改变体质。

从另外一个角度来说，我们每个人都要了解自己是何体质，把握自己体质的走向，出现问题及时调整才是正确的方法。

大家都知道孙思邈吧，据说他经历了南北朝，又经历了隋朝，最后还给唐太宗的老婆长孙皇后诊脉，姑且不论这件事的真假，只说一点，孙思邈确实很长寿。但是在三十几岁之前，他的身体很弱，常常吃药，也就是咱们说的“药罐子”，后来他开始自我养生，结果就成为历史上记载的长寿人之一了。这说明，他的体质改变了。

就是说人是过敏的一个最重要的要素，过敏原其实是排在第二位的。

所以我们研究体质呢，就专门把这个过敏人，作为一种体质类型来加以研究，然后调节他体内的过敏状态。通过这种研究来证明我们科研思路的正确性。你是花粉过敏、粉尘过敏、柳絮过敏，还是什么东西过敏？你可以告诉我，我们可以记录备案。但是我并不专门治疗你这个花粉过敏、或者你的柳絮过敏，是不是？我只是一个治疗大法，就是调整你这个人过敏体质的状态，使你再遇到这种情况的时候不再过敏。

研究发现，当父母都是过敏体质时，其子女可以有70%获得过敏体质的机会；单纯母亲是过敏体质者，其子女有50%的遗传机会；单纯父亲是过敏体质者，其子女有30%的遗传机会；但也有过敏体质出现在兄弟、姐妹、祖父母、叔伯父母、表兄妹范围之内的。

遗传性过敏反应常常不仅只在一个器官发生，而是多种组织器官同时或相继发病。因此，不同的年龄，可以发生各种不同的过敏反应。不过，家族中具有过敏性体质的人不一定出现同样症状或同样的过敏性疾病，甚至具有过敏体质的人在未遇到一定数量过敏原时，也可以不出现任何症状，或者一辈子也未发生过敏性疾病。但具有家族史的患儿发生过敏性疾病时症状相对较重，治疗也较困难。

五、逆转特禀体质有良药

现实问题：如此说来，我们就又回到了体质学的真正意义——帮助人们从重视“病”转变为重视“人”。不管对什么物质过敏，只要把人的体质调整好了，也就不会过敏了。但这个调整体质从何下手呢？

王琦解答：过敏了，如果一味的追求隔离过敏原的治疗方法，代表着一个人的生活将被这个社会，甚至被大自然所孤立。所以要转变固有的思维方法。

1.“阻挡”风疹的良药

过敏疾病在中医认为，无非也就几个问题，一般来讲有两个特征，第一个是卫外不固，不管你飘的是花粉还是啥东西，因为卫外不固嘛，这是一个肌表不固，表气素来虚弱的情况，所以我们给他用玉屏风散。而且玉屏风散中的防风，在《别录》这本书里又叫屏风，可以发挥屏风一样的功效，抵御风邪。古时候常常会在组方中加上这味药来治疗风疹，也就是现在常说的荨麻疹。

为什么荨麻疹会被叫成风疹呢？那就要从荨麻疹的特点来说了。荨麻疹斑疹的部位很不固定，开始是小疹子，聚集在一起，你挠一挠，就融合成片了，再过一会儿呢，这一片红的又消失了，跑另外一块地儿继续折磨你，就好像风一样吹过来又吹过去，没有定数。老祖宗可不管这个抗原那个抗原的，既然有风的习性，那就是感受风邪引起的，叫风疹。而事实上加了防风的中药处方治疗荨麻疹效果也是很好的。这个时候，防风就发挥了抵御风邪的作用了。

后来就有人研究防风的药理了，发现防风果然对免疫系统很有好处。这就从另一方面证明了防风的抗过敏作用了。所以这味药，我在临床上也是常用的。

玉屏风散是中药名方，由防风、黄芪、白术三味中药组成，防风其味辛甘，性微温而润，是风药中的润剂。黄芪是实施保卫的，帮助防风驱邪而外无所扰；白术培中固里，使脾健功能在身体内有所依据。正所谓“发在芪防收在术”，内外兼顾，是一个固表止汗的良方，犹如御风的屏障，且珍贵如玉，所以方名称为玉屏风散。

2. 清热凉血药，缓解过敏人的内热

其次呢，过敏的人都常常有内热的表现，所以我们要给他一些清热的药。第三我们也有一种思想，就是再认识抗过敏的一些中药。我们现在认为这几种药对过敏人有作用，但是我们对调节这种体质的人呢，经常是在不同体质类型的一个总的指导下，对应那些变化。比如说他是过敏性鼻炎，他是一个过敏性紫癜肾，他两个方子总体思路上是一致的，但是下边的有一些具体的方药，可能是不一致的，是因为他侵犯的脏器不同，表现不同，那个人比如说过敏性紫癜，浑身都是血的那种斑块，我们可能就用犀角地黄汤来清热凉血，效果都很理想。

特禀质总体特征：先天失常，以生理缺陷、过敏反应等为主要特征。

形体特征：过敏体质者一般无特殊；先天禀赋异常者或有畸形，或有生理缺陷。

常见表现：过敏体质者常见哮喘、风团、咽痒、鼻塞、喷嚏等；患遗传性疾病者有垂直遗传、先天性、家族性特征；患胎传性疾病者具有母体影响胎儿个体生长发育及相关疾病特征。

心理特征：随禀质不同情况各异。

发病倾向：过敏体质者易患哮喘、荨麻疹、花粉症及药物过敏等；遗传性疾病如血友病、先天愚型等；胎传性疾病如五迟（立迟、行迟、发迟、齿迟和语迟）、五软（头软、项软、手足软、肌肉软、口软）、解颅、胎惊、胎痫等。

对外界环境适应能力：适应能力差，如过敏体质者对易致过敏季节适应能力差，易引发宿疾。

特禀体质基本方：玉屏风散

附：特禀体质可以这样吃着调

1. 固表粥

乌梅 15g，黄芪 20g，防风 10g，冬瓜皮 30g，当归 12g，放砂锅中加水煎开，再用小火慢煎成浓汁，取出药汁后，再加水煎开后取汁，用汁煮粳米 100g 成粥，加冰糖趁热食用。可养血消风、扶正固表。

2. 葱白百合粥

粳米 100g，百合 30 克，薄荷 6 克，金荞麦 10 克。锅中加水适量，放入粳米、百合 45 分钟左右。最后加入葱白、薄荷，调味服用。可用于过敏性鼻炎。

3. 平时应少吃的食物

宜清淡、均衡、粗细搭配适当、荤素配伍合理。

少食荞麦（含致敏物质荞麦荧光素）、蚕豆、白扁豆、牛肉、鹅肉、鲤鱼、虾、蟹、茄子、酒、辣椒、浓茶、咖啡等辛辣之品、腥膻发物及含致敏物质的食品。

网友 1 提问：我从小到大经常过敏，比如体质差的时候以及吃了海鲜、

河蟹等就会全身出现皮疹，如果不吃药过了几个小时后，突然好了，但是第二天又有了！不知道这种过敏体质能否根治？有什么药可以改善这种过敏体质吗？或者平时注意什么方面可以减少过敏的发生？谢谢！

王琦解答：过敏反应的发生实际上是因为过敏体质的人接触了让他过敏的物质，您的情况说明您是属于过敏体质。中医认为治疗过敏关键不在于老是躲避过敏原，比如让您从今以后不要吃海鲜等，而是要调整您的体质状态，让它达到一个即使接触过敏原也不过敏，也就是正常人一样的状态。我看过很多过敏的病人，服用中药调理一段时间，能够常年维持正常不过敏，所以可以根据您的具体情况，服用中药汤剂进行治疗。

网友2提问：我以前在电子厂工作，后来面部出现了红斑，医生说是湿疹，反反复复，真着急，吃了很多药，都不好。这跟我以前的工作有关系吗？我是过敏体质吗？

王琦解答：您的体质属于过敏体质，可能是对某种电子元件过敏，实际上是皮肤的一种变态反应性疾病（过敏性疾病的一种），中医对这种疾病的治疗思想与其他过敏性疾病的治疗思想一样，就是想办法调整您的过敏体质，接触容易产生过敏的物质时不再发生超出正常范围的机体反应，这样您的过敏情况就会改善。

网友3提问：每到八九月份的晚上，就出现打喷嚏，流清鼻涕，气短。三年前就出现过类似症状，当时按感冒对待，最后发展成咳嗽气短，成哮喘。最后确诊为过敏引起的哮喘。我从小就是过敏体质，这几年更糟了，每到八九月份，痛苦就来了，喉痒、眼痒、流清鼻涕，严重的时候还气短。请问有无良药根治，减轻我的痛苦。谢谢了！

王琦解答：您的症状属于过敏性鼻炎、过敏性哮喘，是由于过敏体质接触了过敏原导致了变态反应，我曾经研发过一种中药配方，对治疗过敏性鼻炎及过敏性哮喘有较好的效果，其科学机理已得到验证，同时可配合服用汤剂调理，能够从根本上改善过敏体质，防止上述疾病的发生。

网友 4 提问：我对花粉过敏，这几年几乎用了所有的抗生素，但是仍然没有治好，闻到花粉味浓度大点，就出冷汗，面部及全身皮肤蜡黄，双侧耳膜发胀，并且出现晕厥等休克症状。我这样的过敏还能根治吗？

王琦解答：您的情况属于过敏性疾病的一种，即对花粉过敏的花粉症，根本原因还是由于您的体质属于过敏体质，只要您的体质调整好了，身体处于一个平和状态，即使接触了花粉，身体也不会像以前一样反应过激，您就会像正常人一样，到了春天，尽情享受春暖花开。

体质八 气郁体质

郁闷派

回想一下，读《红楼梦》时，你可曾为黛玉落下泪来？那么，也许你是懂得她的，是怜爱她的。不少男士这般期盼着一个怨嗔还休的林妹妹，声声吟唱希望“天上掉下个林妹妹”；不少女儿亦求如她一般的触景自怜，深陷情心。

越是跟随心灵行走的人，越是容易沉浸在这种“莫名怅”的情调中，无法，或者说是不愿解脱；那般的情调，就像黄昏后暗去的一片余辉，就像一件贴身到贴心的旖旎旗袍。

为什么有意无意地沉溺在这种氛围当中？是因为过于迷恋这一份源自敏感的静止时光和极致细节吗？

曹雪芹在开篇时便说林妹妹“五内郁结着一段缠绵不尽之意”，因着这缠绵，这郁结，让她隐忍到时时生痛。

这种郁结经年累聚，不时会掀起浪涌，急躁、易怒、愤世、自责，有“乖戾”一词，形容这种有如戾气爆发般的情绪失控，不同在于，有的人是对己苛刻，不能接受自己，追求不可能的完美；有的人是对人苛刻，不能容忍别人，妄求不可能的一致。

揭开其中谜底，除了心结，还因为她自己亦难明了的那种“气郁体质”啊。

◆ 我们需要了解的7个问题

1. 怎样判断一个人是否气郁体质？
2. 气郁体质的人一定会发展成抑郁症吗？
3. 除抑郁症外，气郁体质容易得哪些疾病？
4. 气郁体质人在生活中易出现哪些问题？
5. 气郁体质是遗传还是后天演变而成的？
6. 气郁体质的人应该怎样调节情绪、身体？
7. 如何调整气郁体质？

故事

2003年6月6日——2003年6月27日

我有抑郁症？我怎么可能有抑郁症！我没什么可抑郁的。所有认识我的人都说我非常乐观。我这种人要是有抑郁症，那全省人民大概都有这个病。

2003年6月28日——2003年7月17日

永远不会老的张国荣在电视上微笑，眼睛微微有点眯，嘴角隐隐藏着一缕笑，有点心事，有点顽皮，有点倦怠，他的眼神在说：今天是愚人节，我们来玩一个死人游戏好不好？

我一只手扒着摩天大楼的天台边沿，全身悬空，眼看就要掉下去了。我不知道还能坚持多久，也不知道何时能爬上天台。我只有三个手指头支撑全身重量，很想很想放手啊。

2003年7月18日——2003年7月30日

我们每一个人都有自己精神、命运的分水岭。当我们成为抑郁病人，或将要成为抑郁病人时，必须安静下来，仔细梳理自己的精神脉络：到底哪个段落出了毛病？究竟哪个区域有暗伤？阻塞是什么？裂痕有多深？

写这份遗嘱的时候，心里很平静，思维很冷静。没有伤感，没有牵挂，没有遗憾。人之将死，是没有多少话要说的。

2004年4月12日——2004年5月12日

幻觉、强迫症状紧纠缠我，那些因抑郁症自杀的人总在对我说：怎么还不走？走吧，快点走，你没有什么可留恋的。

我目前在做的就是“活着”。我所有的精气神都用在坚持活着，活着比死去要难。

摘自《旷野无人》—— 一个抑郁症患者的精神档案

一、不是谁都容易患上抑郁症

现实问题：一位内蒙的读者，他说自己还不到30岁，得了抑郁症，“请帮我找一位名中医。”他的声音很怯弱，而且恐惧，但是他的表达很清醒，我甚至怀疑他没有抑郁症，而仅仅是心情晦暗了。关于气郁体质，很多人的第一个问题就是——得抑郁症那么容易吗？抑郁症的“郁”，是不是“气郁”的意思呢？

王琦解答：至少我们现在还不能轻易下结论，他就是抑郁症，因为西医看指标，而中医重整体，并关注人的自身感受。这两者的概念是不同的，抑郁症是西医的医学名词，而且特指精神方面，主要是一种心理性疾病。中医里所说的“气郁”更多的是一个人的气机不畅的失衡状态，身体层面上的，虽然这种体质的变化也伴随着一些心理症状。

判断一个人是否抑郁症是要非常谨慎的，有些情况下，他可能只是有些事情一时想不开，使得体质与心理发生了偏颇，在情绪上有些抑郁，这个时候你要帮助他积极地调整，就不会出什么大问题；而一旦诊断为抑郁症，可能会加重病人的自我暗示，使得治疗困难重重。

所以我们只是判断这个人是一时间的气郁，或者是气郁体质，而没有抑郁症。但是，气郁体质人必须要警惕，气郁体质是抑郁症的温床。

如何理解这个关系呢？如果形容一下的话就是：气郁质的人在天桥的这端，抑郁症就在天桥的那端，近吗？一步一步地走过去很近。远吗？当你意识到了而转回身的话，就会离你越来越远。

其实我们从另一个角度来理解抑郁症群体，他们有相当一部分都是要求完美的人，他们要求自己的角色完美，所以要百分百地投入。还有很多人追求的只是一个梦想，一种成就感。

把自己逼得太紧了，中医说的“忧则气结”，其实就是气机郁滞了。通俗地说，就是由于急迫或者强求，而忘记了各人身体或者心理的基础条件，导致低油号驾驶高马力的跑车，你想能不出现问题吗？这些问题反过来影响心理的平衡，时间久了，就会不通畅，堵在哪里，哪里就会出现问题。严重者堵住了大脑的清明，甚至会出现轻生的可能。

现实问题：说到气郁体质，最典型的莫过于“林妹妹”。现实生活中，林黛玉的扮演者陈晓旭也成了大众心目中“林妹妹”的唯一标准，而她们虽然时空相隔，却同怜葬花，空留叹息于世，陈晓旭属于气郁体质吗？

王琦解答：扮演和演变不是一样的，不能说因为扮演了林黛玉就演变成了气郁体质，难道专门演日本特务的人，就变成日本特务了？

但是在我的体质学里面，有形神相关论的阐述。

我们可以这样理解：演员要塑造好一个角色，他（她）一定得回归到角色本身，替那个角色活过一次。陈晓旭之所以成功地扮演了林黛玉，是因为她深刻地揣摩了林黛玉的性格特征和心理状态，融入了这个角色，那些忧郁和伤感的情感基调，可能也扎根在心里了，从性格到体质可能会发生演变。我们可以推想一下。当年红楼梦的拍摄过程很长，从体质学的角度来说，如果这个人不注意调整的话，在相当长的一段时间内，都保持着一种心理状态，维持那样的“生活”，不能及时地从角色里面走出来，她自己的身体和生活确实会不知不觉受到影响。

还有张国荣，媒体说他是先天的气郁质，曾经拍过一些同性恋题材的电影，一些诡异、惊悚的片子，拍完了很久也一直没能走出角色，后来成了真正的抑郁症，选择了自杀。这两个演员的例子说明什么呢？除了天生的体质和禀赋以外，长期的外因刺激，持续影响一个人的心理和生理，是体质可变、可调、乃至形成的另一方面条件。

现实问题：我们很多人都习惯了说“郁闷”，而生活中的“林妹妹”、“林哥哥”不在少数；很多“网络写手”都是青少年，写的东西却非常悲观黑暗，成了主流；网上有一个“郁闷吧”，未成年版的，最上面写了一行字“欢迎你来郁闷吧！这里有 19582 个人等待郁闷，28258 个人正在郁闷。”这一股郁闷的风潮是否标志着气郁体质已经成了普遍的社会现象？

王琦解答：首先呢，大家要知道，不要谈虎色变。因为普遍的、一过性的郁闷并不代表气郁体质的形成。

我们先不说这种“郁闷”现象对与否，至少应该明白，多数人心里还是存在问题的，或许这种问题是正常的，是成长过程里面的秋天与冬天，问题是谁来关注这些心灵的“麦城”？怎样告知大家这种暗淡与灰暗是人生的必然经历与色彩？或者是一个修正自我的工程“亮点”。

但是，不要以为这些仅仅是心理层面上的问题，他会直接影响体质。那么气郁体质是如何形成的呢？是因为长期的情志不畅导致的气血郁滞。

情志在哪里？情志在肝，这个不是西医的“肝脏”，而是中医的“肝气”。情志顺了，肝气才能通畅，就不会郁闷，在这个变化飞快、物质丰富的现代社会，人们想要追逐的东西太多，又不能每一样都顺心意，情志自然就不顺，气机就不顺畅，就郁结。

《伤寒论》里张仲景写道：“怪当今居世之士，曾不留神医药，精究方术……”我们现代人其实不只是“不留神医药”，而在根本不留神自己的情况下，去更多的留神名利。其结果必然是“覆巢之下岂有完卵”。事实上，就连小孩都会郁郁不欢，为什么？他想要的玩具大人没有买给他，为什么不买给他呢？因为爸爸妈妈没有那么多的钱呀。你把道理讲给他，他明白了，就不哭了，就忘了这件事，笑着去玩了。其实我们成年人也会向社会这个“父母”要东西，要不来就郁闷了。这里面还有一个层面：你要的东西是你的吗？没有这个东西你是不是也会很好的生活下去呢？

二、是什么让你患上了抑郁症？

现实问题：著名节目主持人崔永元说几年前自己患重症抑郁症，夜夜失眠，天天想着怎么自杀。以至于主持人张越后来采访他时，会这样问他：你是不是晚上九十点钟就开始拉窗帘，上床准备睡觉，然后早上八九点钟才有睡意……失眠仅是抑郁症的一种表现吗？

王琦解答：还是心神出了问题。一个人有其自然属性与社会属性，但是，心神在于自己的掌控。

有全球调查数据表示，每100个人中就有3个人左右曾经有过不同程度的抑郁，当然，我国目前还没有这么严重，像你开始提到的那个内蒙的男孩，他或许还没有抑郁症，还有，他了解什么是真正的抑郁症吗？

其实每个人的生命过程中，不同阶段都会有不良的情愫产生过，或轻或重，更重要的是应该读懂自己，把握自己的身体走向。因为气郁更多归因于情志不遂。《庄子》中有一句话："情动乎中，必摇其精。"就是说你的情绪一动，必然就会摇动你的精，这个精，可以说是生命的精华，是生命的起源物质。如果不停地去摇动它，生命也变得混沌。中医说，人的身上自带了三味上药，就是极品的药：精、气、神。《针灸大成》里杨继洲写道：神全不思睡，气全不思食，精全不思欲……也就是说，养生至理，不过是保全精、气、神。而抑郁症的根本病因就是思虑太过，忧思气结，七种情绪太过，七情所伤，气郁体质的人多兼湿郁、火郁、痰郁、食郁甚至血郁，身体也会出现这样那样的痛苦和不舒服，他自然就对生活失去了乐趣。

俗话说，人活一口气。中医讲，气是人的根本，人活着，能说话、走路、做事业……凭的全都是气，气不顺，这个人的健康就要出问题，而且首先是郁滞的问题。

说到郁滞，中医会谈到肝主疏泄，主人体气机的升降与调畅，进而影响人的精神、情志方面的变化。肝“气”郁结了，就好像一栋大楼的电梯瘫痪了，上面的人下不来，下面的人也上不去，全都堵了。堵在电梯里的人，有的沉静，有的急躁，有的愤怒，有的闭目养神……就是不同的心态选择不同的人生。

现实问题：有一些女孩儿内向，不善表达，心里有很多想法，容易走极端，天天琢磨，时间长了，她就容易气郁，某种情绪久了就会形成一种性格表现。咱们看作家张爱玲，在她的作品中描写了很多美丽而苍凉的女人，是她的生活与性格成就了她的写作风格。因为她充满特质的个性本身就有某种气质倾向？

王琦解答：一个人总会具备这样或者那样的特质。就是说我们要关注自己是否具有“忧郁之美”的先天禀赋？你可能有这样的潜质，然后在特定的一个环境里，受了一个刺激，经过了一个什么事情，把你这方面的东西引发了。如果说你是一个很外向的人，即使你扮演林黛玉，你会受到影响，但你不会变成那样的人。其次是人生经历坎坷，也能造就抗风险的能力，这些是后天的问题。

从形体和性格上来判断，很可能是气郁了。至于说一个女孩子为什么发生抑郁的转变，一定有很多种原因。古人讲叶落知秋，窥一斑而知全豹，这都在说领会与观察。

1. 一件小事引发抑郁症的女孩

我说一个故事给你听，我有一个熟人的女儿，她的书法很好，绘画也很好，得过很多奖，开朗，活泼，是很纯真的一个小孩。高三的时候，她就变了，家里人也不知道有什么问题，就是慢慢的变得忧郁。是什么原因呢？就是高三的时候，男孩跟女孩在一起玩儿，大概是十三四年以前，有一次她跟那个男孩打闹的时候，有一个同学推她一把，把那个男孩子就推到地上去了，她呢就猛地被推到男孩子身上去了，一下子就把这个男孩子抱住了，然后学生们不就哄堂大笑了嘛。

那一件事以后，她就感到压力很大，她抱了一个男孩，当着她这么多同学面前丢了丑。从那以后，她就开始闷闷不乐，就想不开，也不是以前那么纯情的样子了，一脸的忧郁，后来她的性格就变了，慢慢地跟大家不接触，然后慢慢地自己就孤僻起来了，后来找男朋友的时候，为这个事情就很难找，她的妈妈爸爸对这个女孩子的婚姻很犯愁，因为这么一个性格，老是那么一副面孔，忧郁的、不愿意跟人说话，也不合群，就是这样一种情况。

像这种情况，在现代的女孩子当中比较多，为什么会多了，有这么几个原因：一个现在都是独生子女，从小娇生惯养，大家都呵护她，性格心理就慢慢地脆弱起来，她不大能承受某种刺激，所以这次刺激之后，她一下子就改变了自己。所以就是说：气郁质的人也可以有一个突发事件，引起她的抑郁，也有人是渐渐地形成了气郁。

2. 被考研成绩击倒的大学生

还有一个大学的男孩子，在食堂里吃饭，食堂在四楼，就是研究生考试之后，他手机上来了一个电话，他听着听着，就跑到四楼的窗户那儿跳了下去。这个学生体质很壮实，后来大家知道是什么原因了：有一个人给他打了电话，告诉他，今年考研的分数是多少，外语是多少，成绩是多少。他呢一心想着能考上研，这个电话来了以后，他的希望破灭了，他一边接，一边听，听了以后，跑的非常快，跑到楼窗那儿，就跳下去了。

出现了这样的结果，他肯定抑郁了，只是平时没有警惕。

现在很多大学生出现了抑郁的倾向。他自己还没有意识到问题的严重性，更不知道应该怎么办，好些人会找到医院，服用一些抗焦虑的药物。

所以我说，现在家长很关心孩子的物质生活，其实还要多了解他们的内心世界，在最及时、最恰当的时候能够帮他们一把，引导他们走出来，特别是青春期，很多孩子积郁了满腔无处可放的热情、对生命意义的追问和疑虑，真的很容易走偏。这个时期平安度过，或者剑走偏锋，可能就影响了孩子的一生。

有句成语叫力所能及，做我们能力范围之内的事，这个范围是身体上的，也是精神上、心灵上的，超过了，就要出问题，这是一个方面。还要看个人的心理承受能力，对于巨变，对于落差的调适能力太低了。从小娇生惯养，大家都呵护她，事事顺心的，性格、心理就慢慢地脆弱起来，不大能承受某种刺激，当这种刺激给她之后，她一下子就受到打击了，气就一下子堵住了，但这个时候还不一定是气郁体质，我们说气郁和气郁体质是不一样的概念。

3. 每个人都会有的阶段性气郁

每个人都会有气郁的经验，跟男朋友吵架、跟家人吵架、跟上司赌气……然后就这儿不舒服、那儿不舒服，我们以为是亚健康，其实有的时候就是气郁。但是气郁体质的形成是因为长期的情志不畅，有时青春期这几年的心理状况会迁徙到成年期，形成气郁体质。青春期是转折期，是烙印生命底色的关键时期，体质的可塑性很强，信仰和观念也没有定型，心理波动大，心理承受力还没有建设起来，这个时候就更有可能郁闷。

当然这是一个社会问题，仅仅靠医生是不能够全面解决的。

应该说研究青少年心理健康是一个系统的工程，就我们体质学来讲，或者年龄段或者其他原因引发一个人的心理转型，都不太好说，非常复杂。说年轻人有可塑性，坎坷与波折容易抑郁，但是也有太多的成年人纠缠在有限生命与无限欲望的多重矛盾之中，终究也会引起抑郁。民国时期的大文化人王国维“自沉”颐和园时已经 50 岁，他不是年轻人，却也是“人生只似风前絮，欢也零星，悲也零星，都作连江点点萍”。

三、气郁体质与抑郁症只隔着一座桥

现实问题： 有这样一组数据：全球抑郁症患病率达到了3%～5%，也就是100人当中可能会有3～5个人得抑郁症。在年满20岁的成年人当中，抑郁症患者每年是以11%的速度在递增。而且病情严重的时候，抑郁症的死亡率会高达30%。

王琦解答： 恰恰有数据表明：我们国家气郁体质的人很多，群体大。当然我们不认同这样的判断——只要符合指标就是抑郁症患者。其实真正的抑郁症很恐怖，为什么？这个人抑郁起来，一辈子就是这样一个人，就要到处给他治疗，全家人就围着他来。而治疗抑郁症的这种医疗费用，在国家整个医疗费用中居高不下，给家庭和社会带来了很大的压力。

我们体质学为什么讲体病相关？他之所以发展成为抑郁症，前面定会有一个背景——大多数是气郁体质。那么这一体质类型的人，如果加上一个突发事件，他就可能变成一个抑郁症、焦虑症。

我曾经接过一封信，是上海的一个教授写给我的，信很长，里面一段话我印象很深刻，他说：王教授，我是某某大学的教授，我和夫人几十年来听党话，为人清白、善良、规矩，没做过一点出格的事情……最后说了一句话，可是我儿子不能生孩子，上帝为什么要这样惩罚我们，不能生孩子，我们不就是断子绝孙了吗？不应该以断子绝孙来处罚我们呀……这些压力和痛苦长期下去，也会导致人为的抑郁。

很多因素可以导致抑郁，当它出现在身体或者精神层面的时候，一定要及时“治理”，避免走向抑郁症。当然最关键一点，就是你必须有一个内在潜质，通过某种因素把它诱发出来，这个潜质是什么？就是他的气郁体质。

日本人的紧张、焦虑、压力大世界闻名，这种竞争的社会环境，引发了更多的抑郁人群。反过来我们看内蒙古的女孩子，出来的绝对不是林妹妹，在一望无际的大草原上骏马奔驰，挥动鞭儿响四方，蓝天白云、风沙、蒙古包……这个生存环境对她心理的塑造是不一样的。

其实抑郁症只是一个“果”，它并不可怕，只要我们能够早一点发现“因”的存在，及时消除，抑郁症的人群将会大量减少，这也符合了中医治“未病”的思想。再者，这个“果”也未必就是不可化的，现在中医、西医都会告诉病人：你不要害怕，抑郁症就像得了一场重感冒。我们为什么会感冒？不就是因为平时不注意保护自己吗？喜欢熬夜、饮食不注意、反季节穿衣服……这些小的细节吗？我们感冒的时候其实不是病毒、细菌侵略了我们，而是我们自己搞弱了自己的免疫力，给了病毒和细菌机会。抑郁症也一样啊，因为平时降低了我们心灵的免疫力，才会给了抑郁症一个机会。你的身体就是你的疆土，你把边境的防御撤掉了，敌人有不来攻打你的道理吗？

既然是重感冒，就说明它是常见的，能治好的，我们不轻易做出“抑郁症”的判断，而且对“只要符合指标就是抑郁症患者”也不认可。要知道，医生告诉病人：你得了抑郁症，很简单，一句话而已，但是就是这句话，对病人产生的影响是巨大的。

现实问题：一连串的名人之死，都与一个词有关——抑郁症。在文化界：台湾作家三毛、诗人海子、华裔女作家张纯如、国学大师王国维……在演艺界：香港艺人张国荣、韩国当红女星郑多彬、崔真实……在商业界：韩国现代峨山公司董事长郑梦宪……

王琦解答：曾经有一个26岁的女孩子，削瘦、美丽、时尚，在她被一串五彩手镯遮盖的右腕上，有13条浅白色的伤疤。她来医院找我看病，对我说：没有什么比活着更疼。她说她一天24小时，除了拼命工作的6个小时之外，其余的18个小时，她都在努力克制着自杀的诱惑，所以她讨厌放假，到了憎恨的地步，她只能在下班以后、放假期间把自己遣送到北京的各个夜店、酒吧，灌醉，醉了意识就不用归自己管了，要死就死，要活就活。

这种感觉，生不如死，与其说是玩世，不如说是厌世。这样的人，根本上就是无法接受自己，无法接受现实，自己主动地把一切都放弃掉，似乎可以从这“不在乎”中得到解脱，实际上心结越来越堵，与外界的沟通能力也越来越弱，渐渐地，走不出，也不想走出孤独的内心世界了；渐渐地，从心到身，都陷入了深深的自闭中。

透过消极的表象，走回到桥的另一端，我们会发现，其实很多气郁的人都是极爱自己，对自己很有期盼的，有不少人甚至是才情满满的，总之，可以说是很有上进心的。背负着一份对自我的高标准要求，有的人在追求完美的过程中把自己逼得太紧，出现一些暂时性的神经衰弱症状，如失眠、头晕、心慌等，进一步导致精神的涣散，做事时不能集中精力，频频出现差错，反而使自己失去了一些机会，远离了初衷。有的人无法宽容自己，不能接受现实中的自己和现实中的境遇，不能理解“十事九难全”的现实，面对逆境经常郁闷，甚至忧虑，又反过来影响了身体，气血运行缓滞，渐渐地形成了气郁体质。

老话说，要想得开一些，先秦时的老子就说了：知足常乐。数千年的历史长河中有过多少人，活过多少辈子了，总结和传承下来的智慧火光足以点亮迷途的心灯，睁开眼睛，看看春花秋月，享受凉风暖阳，深吸一口气，去感觉，去领悟这一个独一无二的世界，这一个独一无二的你，自自然然的，是不是？

四、气郁与阳痿，怎样一个恶性循环？

现实问题：有人说中国的知识分子，很郁闷，还有说中国人“阴盛阳衰”，过去很穷的时候，警察说有很多流氓犯罪，而现在生活好了，文化水平提高了。却“力挺”不起来了！痿了，到底是因为肝还是因为肾？

王琦解答：在我的临床经验里面，因病而郁的男患者不在少数。中医有女子以肝为先天之说，是指女性较男子的情绪波动大，容易忧郁。但是现在临床上男性的气郁也不少见，有的老年患者得了前列腺炎，就觉得是不治之症了，就先抑郁上了。网上有一个“恐友”人群，很多人在那里聊天，他们大多数是因为一夜情，完了担心自己得了艾滋病，整日焦虑不安。

所以我在治疗阳痿的时候，经常会说到：因郁致痿，因痿致郁。这是一个恶性循环。

因为肾阳虚衰而导致阳痿的病例也有，但从我的临床经验上来看，肝气郁结、肝经湿热、脉络痹阻者更为多见一些。很多男病人，本来挺好的，只是因为得了某一种病，他就感觉天要塌下来似的。

像不育症，很多男人因为这个抑郁，但是相对这个来讲，前列腺炎、阳痿抑郁的更为严重的。

1. 为尿频烦恼的男孩子

有个男孩子曾经三更半夜给我发信息，他就总在问我说：跟女朋友谈不谈？很小的一件事他也打一个电话，发一个信息给我。什么都问我，他说我明天跟她见面不见面……等等，这个时候他的心态已经不太正常了，其实他得了一个什么病呢？他就是尿频。我就跟他说：你这个病没有问题，如果这个精神和心态不改变，你就麻烦了。

2. 被恐吓吓“痿”的男人

我最近的一个患者，我给他用了桂枝柴胡龙骨牡蛎汤，通过一个多月的治疗，基本上好了，他就怕，怕黑社会弄他。总感觉黑社会在巷子里面等着他，这个门一开，进来一个人，他就认为要来弄他的，这哪儿是人过的日子啊。那他就抑郁了。

2004年有一个病人来找我，他当时正是三十而立的年龄。他的病症是阴茎勃起而不坚，已经3年了，同时伴有睾丸、阴茎冷痛，失眠多梦，经常叹息的症状，就是说平时总爱叹气，看上去也是一副很抑郁的样子。

我当时给他开了柴胡10g，枳实10g，白芍15g，炙甘草6g，白蒺藜20g，丁香6g，蜈蚣1条。共10剂，用水煎服。

他吃了10天，阴茎、睾丸的冷痛症状已经没了，自己感觉精神也舒爽起来了。我又给他开了7剂同样的方子。之后就好了，阴茎能勃起了，同房正常。

这个方子在四逆散的基础上化裁，主要就是疏肝解郁、行气通络，再加入丁香散寒、理气、止痛，方子也不大，但是效果很好。因为找到了“机关”。

我们追溯这个病的源头，其实是在观念上，自古以来所有人都认为作为一个男人应该很坚强，其实男人的心也很柔软、很脆弱，但是又不能表现出来，因为他是男人，而且，面子很重要啊。所以当他得了某一种病，特别是像阳痿这种难以启齿的病，他就没有办法去跟别人讲，就闷在心里，撑过去，没事儿了；撑不过去，那股郁气就在心里慢慢发酵，然后就越来越郁闷，病也越来越严重。

有时候一些病的来头就是心结，心理影响生理。实际上，追究起心病的源头或身病的源头，有时候真是闹不清，比如心理障碍和气郁体质的相互影响，这个过程是相互的又是循环的，有点像那个鸡生蛋还是蛋生鸡的问题一样扯不清。

3. 大学里，比“大小”的男孩子们

现在大学校园里的男孩子患抑郁症的情况也很突出。有些大学的孩子找我看病，他说他的那个东西小，比别人的小，他就来看那个病。他说我不敢上厕所，一上厕所，我就觉都比别人的小，只好憋着尿，等别人上完了，才去上厕所。

他说他不敢洗澡，男孩子都在一起，他觉得比别人的小，不能去洗澡。由于种种原因觉得自己这个男人不怎么的，在女孩子面前就懦弱，在同学面前没面子，导致学习成绩等等都是一塌糊涂。后来他就是因为这些想法，又不能告诉别人，就焦虑了。

我给他检查以后，我说你小是小，你比黑人的小多了，你比中国人的一点都不小。我没给他开药吃，那样会造成他的心理暗示。后来那个小孩就好多了。

4. 睡沙发的男人

曾经一个男人来看阳痿，他跟我说：王老师，我过的不是人的日子，我天天睡沙发，我老婆不让我上床。我说多长时间了？他说 5 年了，她说你哪天行了你就上床，你哪一天不行你就睡沙发，她说你没资格上床。

这个男人在社会上或许耀武扬威，但是家里只能睡沙发！因为他没资格上床。虽然我们对话很简短，但是你想他 5 年下来，他身心的屈辱，没有人去诉说，他的生理和心理要承受乃至演变出来多少东西？他就进入了抑郁的圈子。所以治疗阳痿，我们说第一付良方是什么？是女人的微笑。而不能完全依赖舒肝理气。

我记得有一个笑话，说皇上的三千佳丽很难得到皇上的宠幸，就很郁闷，抑郁。后来就都生病，找御医看。御医开的方子就是找一些俊男，结果没几天，这些后宫佳丽都花朵一样盛开了，可是美男都枯萎下去了。后来就说，从药引子变成药渣子了。

这个笑话挺辛酸。现实生活中有很多这样的女人，所以我一直说，我这个男科医生不当好，有多少男人的病没有治好，就有多少女人在受苦。因为只有阴阳协调才是美好人生。

五、女人的抑郁症，是真是假？

现实问题：其实女人也有“痿”，称为性冷淡，这样的女人会因为在家庭中失去自己的位置，从而走进抑郁的阴影。

在西医对抑郁症的调查中，有一组数据：女性抑郁症的终身患病率是男性的两倍左右。当然，这个数字跟诊断标准有关，有可能其中一大部分女性并没有达到抑郁症的程度。

王琦解答：我在研究体质的时候，原来是七种类型，是按照人的生理，中医的阴阳气血，痰湿、湿热等等研究的，没有气郁质。

后来我在临床有一个重要发现：女人生育或者流产以后，最容易抑郁、焦虑。但是这个人到底是不是真的抑郁症呢？后来我在临床中发现：有一种体质的人越来越多，又不可以用阴虚、阳虚、痰湿、湿热来全面的解释，多表现在精神方面，比如情绪长期低落，容易烦闷，不思饮食，长期失眠。

人流，相信很多女人都有体会，都会有一定程度的郁闷和恐惧，那会儿人生真是非常的辛苦和不爽。

她一不留神怀上了，做下去，第二次不留神又怀上了，她就对这个怀上，跟怎么处理这件事情很害怕，因为她经过并体会了这种创伤。

妇检室那个“床”，没有任何一个女人不恐惧，甚至很多人因此逃避妇科检查，不敢面对，以致大病来到尚不知觉。像演员陈媛媛的离世，就是因为没有早些发现。

后来我考虑到这个问题可能不是个例，而是很大一个面，她不可以用阴虚、阳虚、痰湿、湿热来解释，所以我们必须把她作为一个群体来看待。又经过长时间的调查以后，我就增加了一个体质——气郁质。

1. 气血亏虚引起的“产后忧郁”

有一位女患者，不久前流产了，她认为自己得了产后抑郁症，她觉得很恐慌，因为现在这种焦虑、抑郁的状态已经影响了她的生活。她来找我的时候一开口话就停不住了，王老师，我最近怎么样、怎么样……她说她去看过西医，那位西医非常肯定地对她说：你已经得抑郁症了，早吃药早好，越晚吃剂量越大，就给她开了抗抑郁的药。但是她想吃一些中药，就来找我看了。我看过以后，告诉她，你并不是抑郁症啊，你现在的情况只是暂时的，适当调整就可以好起来。后来她听了我的建议，开始吃中药，慢慢地就好起来了，也不焦虑了，精神也舒爽了。

在《金匮要略》里，张仲景说：新产妇人有三病。就是刚刚生产的妇人容易得三种病：一者病痉，二者病郁冒，三者大便难。其他两种我在这里就先不说了，主要说郁冒。郁是说气不顺畅了，冒就是说神魂不清。产后因为气血亏损，又感受风邪，使她的气不顺畅，贫血的人都会晕啊，更不要说生产的大出血。这些都是生产后比较常见的病症。但是郁冒跟抑郁症不是一个概念，古代是没有抑郁这个名词的。

有些女孩子，流产了，也抑郁起来，但她并不一定就得了抑郁症，只是气血的亏损，让她的身体处于一种虚弱的状态，她郁冒了。

其实每个人都有这个体会，当你这段时间身体特别不舒服的时候，会导致你的心理也不舒服，心里会有一种黯淡的东西。有人研究过心理状态的波形，50 天为一个周期。我们每个人不是说每天都很轻松，可能有一段时间会情绪低落，其实没有什么，只是个周期而已。所以说我们为什么要交朋友，要有一两个知心朋友，能向他（她）倾诉一些东西。

气郁体质的人特别敏感，自己闷在心里想得比较多，如果你察觉到自己喜欢一个人呆着，每天都胡思乱想的，就要防范一下了。尤其是特殊的生理阶段，你要对应地做一些特殊的心理调整。要善于发现、治疗精神感冒和感染。也就是说，当你有了一些脆弱表现的时候，你并不是抑郁症，我们帮你自我筛选出来了，在可预防的疾病这方面，我们会给你写上，你容易得抑郁症，容易得癔病……这样你就会警惕自己了。

以上症状，我建议不妨用一下柴胡加龙骨牡蛎汤。由于方中的“铅丹”有毒，我把这味药改用有镇静安神作用的“灵磁石”。

组成：柴胡12g，龙骨、黄芩、生姜、铅丹、人参、桂枝（去皮）、茯苓各9g，半夏（洗）、大黄（切）、牡蛎（熬）、大枣（擘）各6g。

功用：和解清热，镇惊安神。

主治：古人用于伤寒往来寒热，胸胁苦满，烦躁惊狂不安，时有谵语，身重难以转侧，现用于癫痫、神经官能症、美尼尔氏综合征以及高血压病等见有胸满烦惊为主证者。

方论：方中柴胡、桂枝、黄芩和里解外，以治寒热往来、身重；龙骨、牡蛎、铅丹重镇安神，以治烦躁惊狂；半夏、生姜和胃降逆；大黄泻里热和胃气；茯苓安心神，利小便；人参、大枣益气养营，扶正祛邪。共成和解清热，镇惊安神之功。

2. 被当成精神病的更年期“精神疾病”

另外还有一个女性群体，需要我们的关注，就是更年期这块。

大概20年前，我诊治过一个女患者，40多岁，那时候农村都用玻璃煤油灯，她呢，天天不干别的，就拿个玻璃罩抓在手上，在自己的脖子上划，天天这样，她的家人就把她送到精神病医院去了。

刚开始，我也跟大家的想法一样，认为这个人得了精神病，你天天拿那个东西，还得了吗？医生有的时候是先入为主的，只要你精神、语言和行为表现不连贯，分裂了，我们就怀疑你有精神分裂症的可能，是吧？后来呢，她说她的月经没了，我就觉得不太对劲，这个女患者的年龄正好到了更年期，有可能是“更年期精神病”，我就详细地问了一下情况。

你看，精神有病了，病者和家人都觉得很可怕。其实更年期的这种“精神病”与真正的精神病不同，你别把人家送到精神病院，本来不是真正的精神病，天天跟精神病患者在一起，最后真的变成精神病了。后来我就给她开了柴胡加龙骨牡蛎汤的加减，合用礞石滚痰丸，一方面舒肝解郁，一方面顺气坠痰，就把她治好了。

有的人来看病：“大夫你看我这里……”我说你感觉有东西吐之不出，

咽之不下。她说你怎么知道？我说我们中医学书籍里面写得很清楚：喉中梗梗有物如炙脔——就像一块刚刚切过、烤过的肉堵在那儿，吐不出来，咽不下去，始终就是这么一个东西。她这种人就是癔症，癔病性的失语、癔病性的瘫痪、癔病性的失眠……太多了。

其实有些疾病只是一种心理暗示，是患者自己想象出来的，想着想着，真的成为了现实。

3. 如“鬼神”附身的更年期脏躁

有一个农村女患者，也是这个年纪，她的丈夫带她来看病。这个女患者家门口有个墙，叫“照壁”，以前的老房子都有这种墙，现在已经很少看到了，是用来阻挡穿堂邪风的。然后右边是猪圈，左边是家里人住的房子。这个女的就每天跟自己的男人说，这个照壁怎么、怎么不好……要把这个照壁给拆了，不拆就哭。这个照壁是祖宗留下来的，已经三代了，但是男人给她弄得没有办法，只好拆了。

隔了一天，她又说，你这个猪圈不对劲，这个猪圈要挪地儿，然后全家人又把猪圈给拆了，她的男人以为这回没事了吧？家里不是有柜子嘛，她说，这个柜子不对，今天把这个柜子挪了，后天又说火炕不对，得把火炕拆了……那个男人跟我说，我恨不得把她杀了！已经快要崩溃了。

后来我用甘麦大枣汤把她治好了，两口子的日子总算踏实了。

甘麦大枣汤组方：淮小麦，枣，炙甘草。

制法：水煮炙甘草，取汁。用炙甘草水煮小麦、大枣，先用武火煮，沸后用文火煨至小麦烂熟成稀粥即可。

用法：每日1剂，早晚空腹各服1碗或代茶随意饮用。

方解：汤中小麦性甘平，入心经，善补心气、养心神、除热解渴，常用于神志不宁、失眠等症；甘草补中益气，甘缓和中，常用于缓和药性；大枣甘平，补中益气。三味合煎汤饮用，则有养心安神、和中缓急的作用。本汤方是治疗脏躁病的常用方剂。

适应证：肝血亏虚之脏躁，常悲伤欲哭，精神恍惚，不能自主，烦躁等症，属心肝血虚者。心火亢盛者，不宜服饮。

这些个案例说明什么？说明更年期妇女最容易出现症状，严重了呢，别人就认为她得了精神病，实际上就是气郁的一种，叫“脏躁”，在古代文献中都有提到过的。

《金匮要略》写道：“妇人脏躁，喜悲伤欲哭，象如神灵所作，数欠申，甘麦大枣汤主之。”你看，这里面就把病症、药方全写出来了，说是这种病属于脏躁，容易悲伤，经常哭泣，惶惶不安，我们叫“如遇鬼神”，就像有鬼神在作祟一样，轻一点的就摔东西，重的就砸玻璃砸墙。“数欠伸”，每天不停地打哈欠。

脏躁这种病临床很多见，我也治疗过很多。是什么原因引起了脏躁呢？清代的妇科名医傅青主早有详实的论述，还附有方剂，他说：“人有无故自悲，涕泣不止，人以为鬼魅凭之也，谁知是脏躁之病乎，夫脏躁者，肺躁也。”像这种没有原因的悲伤、哭泣，可不是跳大神就能解决的，她也不是得了精神病，根本原因在肺。中医藏象中讲的：肺主悲。

肝藏魂，肺藏魄，魂魄喜静不喜动，躁邪入里，则魂魄不安，悲伤欲哭。

为什么更年期女性易患这种病呢？脏躁也就是脏阴不足。更年期正是天癸绝的年纪，精血内亏，五脏失于濡养，所以容易得脏躁之病。

4. 被家庭、社会“改造”成抑郁症的女作家

有些知识分子的精神之痛更为惨烈。

比方你上次跟我说过，有一部畅销书《旷野无人：一个抑郁症患者的精神档案》，就是一部由抑郁症病人自己写下的，也是国内第一部详细记录抑郁症患者精神历程的书。作者李兰妮本人是个专业作家，作品曾获“五个一工程奖”等。她目前仍是中度患者，就在前不久还曾试图自杀的这个例子。

类似的例子，在生活中很多见。

一个女作家，很有才华，但是婚姻不幸福。她在小说里面写出了自己的事情：第二次跟一个工人结婚了，但是问题又出来了。她说跟他上街买菜，她脑子里面想的就是蓝天、白云、微风、湖水……满脑袋瓜子诗情画意。而男人在旁边讲价正起劲：这个黄花鱼多少钱一斤？两毛五不行，两毛才买……两个人想的东西太不和谐了。回家以后，这个男人就说咱们怎么地，这个女作家呢，就说我不能跟你怎么地，最后她就在枕头底下藏了一把剪刀，说你要是一来，我就用剪刀剪你，把个男人吓得不得了。

这是文化差异。其实他们两个人都很委屈，但是更无奈，她讲出了一个文化人，一个有思想的女作家，最终被家庭、社会改造成抑郁症。

5. 抑郁、闭经：被脏阴不足困扰的女记者

曾经有一个记者，她这样跟我说过自己的体会，本来已经四十几岁了，因为长年熬夜写作，近几年明显感觉疲劳，月事不准，先是宫血，流血不止，再就是月事少来甚至几个月不来。

她自己吃了一些中药，但是她说感觉吃了“逍遥丸”才能来，最近两次来了以后，血量也不大，而且最近这次发现自己非常忧郁，烦躁，和家人吵，几乎不能有一点点地不如意……月事前，自己挺好啊，挺开心呀，怎么突然就抑郁了？开始她很奇怪，后来她自己看了九种体质的气郁质，才知道自己问题出在哪了。

什么意思呢？就是说我们每个人都要提高警惕，当你的情绪和身体出现了异常的反应时，你一定要思考一下，没有空穴来风，只有见微知著。尤其是女性，因为女性一生的身体变化比男性要频繁，经历了初潮、生产、流产、绝经等等比较大的事，更需要仔细防病、治病。

那么我们刚才说到了“逍遥丸”，就要辨证地吃，这个作家吃了才来月事，可是来了月事使她的阴血更亏了，怎么办？其实应该先调整体，应该在医生的指导下进行治疗了。

六、调整气郁体质，回归心灵的田园

现实问题：气郁这种状态不是眼睛能看得见的，气本来就无色无味，它在推动着我们的整个生命进程，气机运行不畅了，身体就会出现各种问题。

王琦解答：中医有句话叫“有诸内必形诸于外”，比如说一朵花，花瓣上长斑了，不好看了，根本问题在它的根茎，根茎生了虫子；一个人，他如果成为了气郁体质，从他的行为上能初步分辨出来，比如容易叹气，其实他体内就是气郁，胀啊，两肋不舒。还容易焦虑，容易失眠，容易胆小，晚上不愿意一个人独处……这样一来，他的眼睛看世界就不同了，同样一朵花，我们觉得是美的，他看到就是愁的。今天他儿子考不上大学了，明天那个房子朝北不朝南了，后天呢，炒股被套上去了……种种原因，心里承受不了，就焦虑，就抑郁。以至于他要寻求解脱，有的就走偏了。

而且并不是说焦虑、抑郁的人都是穷苦的人。富贵人家更多，她男人当市长，女人照抑郁，她还不知道，我说你还抑郁什么东西呢？她还有更多的要求和愿望。其实这样的人很多，由于不懂医学，更为痛苦，后果也更不堪设想。中医体质学，一个气郁质就解决了这个“神鬼之谜”。

换一个角度来说，一个人经历过抑郁，从抑郁当中走出来，他可能有了更多的智慧和对生命的领悟。中医里，我们经常听到这样的一句话“正气存内，邪不可干”。是否我们也可以这样理解这个正气——一方面是精神追求的浩然正气；另一方面也是身体的健康和谐。

所以我们也不能简单地把人评判为精神病或者抑郁症，就好像不能指责身体的某一个器官一样，你要帮他找到偏颇之处，加以归位、修复，他就回来了，正常了。

刚才说了很多案例，这是我们社会一个不小的群体，中医体质学发现了这个人群，并给与一条光明之路。

目前我们体质倾向的测定，还要依据人们自我观察到的表现，以测量表为依据。

现实问题：2006年春节晚上，崔永元又“掺和”了一把小品，唱起了二人转，一句台词最让人印象深刻：黑就是黑，白就是白，黑白不能倒过来呀；困了你就赶紧睡，睡好了你就醒过来吧。这是否在提示：现代人必须要重视我们已经被颠倒的自然生活规律？

王琦解答：对于农民来说，日出而作、日落而息是一种古老的生活习惯；对于城里人来说，日出而困，日落而醒是一种流行的生活状态。我们追逐一份远离土气的物质和精神生活，尽数浏览甚至享受了人类文明的精妙后，回头却发现，最精妙者是天成。

习惯了讲究所谓生活质量，“食不厌精，脍不厌细”，被宠坏的脾胃开始变得娇滴滴；习惯了讲究所谓清洁卫生，杀菌香皂，灭菌烤箱，被隔离的正气开始放松了警惕；习惯了讲究所谓娱乐休闲，唱K蹦迪，泡吧忘我，被诱惑的心灵开始变得焦躁，耐不住清净。

其实，最土气的生活，才是最浑然天成，最养人的。农民可能并不知道如何遵行四季转变，但他们有最实在的感觉和最直接的回应：天暖了多活动，天热了要避暑，天凉了添衣服，天冷了少出门……这已经是最朴素的养生真经。

气郁、忧郁、抑郁等等，更多是因为情志不遂所导致的；因为你忽视了心灵家园的耕种与休养。现在不是已经有很多人在郊外、在农村置地买房，一方面是环境环保，又岂不是心灵的呼唤呢？陶渊明很早就提醒我们了：田园将芜胡不归？放宽心些，顺遂自然，冷静体悟，你意识到了，请转过身往回走，那一片踏实忠诚的田地，总在等待你归去，回归自然与健康的生活。

气郁质总体特征：气机郁滞，以神情抑郁、忧虑脆弱等气郁表现为主要特征。
形体特征：形体瘦者为多。
常见表现：神情抑郁，情感脆弱，烦闷不乐，舌淡红，苔薄白，脉弦。
心理特征：性格内向不稳定、敏感多虑。
发病倾向：易患脏躁、梅核气、百合病及郁证等。
对外界环境适应能力：对精神刺激适应能力较差；不适应阴雨天气。
气郁体质基本方：逍遥散、柴胡疏肝散化裁（在中医指导下使用）

附：气郁体质可以这样吃着化解

1. 菊花鸡肝汤

银耳15g洗净撕成小片，清水浸泡待用；菊花10g、茉莉花24朵温水洗净；鸡肝100g洗净切薄片备用；将水烧沸，先入料酒、姜汁、食盐，随即下入银耳及鸡肝，烧沸，打去浮沫，待鸡肝熟，调味。再入菊花、茉莉花稍沸即可。佐餐食用可疏肝清热、健脾宁心。

2. 山药冬瓜汤

山药50g，冬瓜150g至锅中慢火煲30分钟，调味后即可饮用。功可健脾、益气、利湿。

3. 平时可适当多吃的食物

小麦、高粱、蒿子秆、香菜、葱、蒜、萝卜、洋葱、苦瓜、黄花菜、海带、海藻、萝卜、金橘、山楂、槟榔、玫瑰花等行气、解郁、消食、醒神之品。

4. 起居宜动不宜静

气郁质的人应尽量增加户外活动，如跑步、登山、游泳、武术等，居住环境应安静，防止嘈杂的环境影响心情，保持有规律的睡眠，宜参加群体运动，以便更多地融入社会。

网友1提问：我今年45岁，结婚17年了。最近妻子失业了，我就成

了家里唯一的经济来源，孩子刚上高中，生活压力很大。近两个月，不知道为什么我总是说错话，心里想的总是和嘴上说的不一样，比如说明明看到的人是张三，可是却总把他叫成李四，而且为一点小事就心烦，觉得郁闷，从来不曾快乐过，经常因为小事就和妻子吵架，甚至摔东西，性生活也提不起劲。现在孩子也躲得我远远的。

这是不是抑郁症的表现啊？我很着急，也很痛苦，希望中医能帮帮我！

王琦解答：您的岁数现在就处于男性更年期，有这些表现是很平常的，所以首先要摆正心态。把不满情绪在辛苦工作中发泄出来，不要把情绪带回家。从中医角度来说属于气机不畅。从体质角度来说，是典型的气郁质。平时应该注意宽胸理气，起居宜动不宜静。多参加群体活动、户外活动。多食黄花菜、海带、山楂等行气解郁之品。

网友2提问：3年前，我失恋了，我茶饭不思，甚至想到了死。于是我开始寄情于网上聊天，并开始网恋。这次的对象学历不高，但和我非常投缘，经常不远千里来看我。3个月前，他说和我在一起很有压力，而且距离太远，很不现实，所以要求分手，我不肯答应，甚至产生过“就算伤害他，得不到他也不能忍受他和别人在一起。”的想法。为此，我又瘦了10多斤，天天晚上失眠做恶梦，常常觉得有刀片划过动脉，血就汩汩往外流了，梦醒了，枕边都是湿的。

我一直觉得自己的精神很有问题，很担心发展到人格分裂的地步，西医的抗焦虑药和抗抑郁药都不太想吃，中医有什么好的方法吗？

王琦解答：您首先应该正确看待人生、看待感情问题，虽然不能和对方相爱相守，但是爱他就应该尊重他，更应该让他有选择的权力。您也应该振作起来，投入到自己感兴趣的活动中去，转移注意力，避免不良情绪的影响。平时可食用橘皮粥，用橘皮50g，粳米100g煮粥，可理气运脾。平时应保持有规律的睡眠，睡前避免饮茶、咖啡。

网友3提问：我是女性，今年23岁，未婚，平时比较爱看悲情戏，经常被戏中情节感动得痛苦流泪，比较爱独处，不喜欢笑，很悲观。最近这种情况越来越严重了，总是因为琐碎的小事联想到很严重的后果，很在意别人的看法，做了事总是去深究这样做对不对，有没有得罪别人。我觉得很累，经常失眠，有时候还会莫名地发呆、忧伤和焦虑。最近我总觉得心口堵得慌，经常叹气，月经也不正常了，乳房胀痛比以前更明显了。

请问，我这是怎么了？是不是抑郁症？平时怎么调节？

王琦解答：您有些经前期紧张综合征的症状，可适当的增加睡眠时间，多听一些明快旋律的音乐，使思想彻底放松。每天可用一手虚掌，五指张开，用手拍击胸部10次。

网友4提问：我的婆婆今年78岁了，一个月前突然中风被送进医院。现在她右边身子都不能动了。我和丈夫比较忙，平时没时间照顾她，只有护工跟着她。自从病了以后，她的情绪就变得比较怪，经常发脾气，有好几次不肯配合大夫治疗，也不肯说话。如果同病房住着比她重的病人，她就一点声也不出，如果病友情况比她轻，她就开始喊这儿疼那儿又痛的，经常晚上醒来就把值班大夫折腾一下。

我的婆婆这是怎么了？她以前的脾气很好，很和蔼，有没有什么好的方法帮助她改善心情？

王琦解答：您婆婆这种情况主要是由于中风以后半身不遂，机体发生了变化自然会带来心理的变化。现在她更需要您和您爱人的关心。平时多与婆婆交流，多带她到户外去晒晒太阳，让她保持乐观心态。

体质九 平和体质

健康派

说平和是一种体质，莫不如说是一种态度。这态度遵循大道至简，尊重内在心愿，尊重人与人的关系，尊重人与自然的关系。饮食起居与天地相合，重新纯朴；精气神在旭日东升之时蓄满，精力充沛；作为与心灵祈愿相和，恬淡从真；与人相亲，待人宽容，不结中气……

一、以平为期，以和为贵

树影长了，短去，再长；叶子绿黄，落去，再发。春日初升，透洒融融暖意；夏天骄阳，涌起层层热浪；秋气凉沁清爽，冬令则严寒如冰。年复一年，日复一日，我们在大大小小、循环往复的周期中一路向前，走的是单行线，它宽宽窄窄，起起伏伏。

每个人的手中都有一支平衡竹竿，一端向阴，一端向阳。四季与境遇是生活的晴风雪雨：清天日明的坦途，你可安然大步，忧虑无顾；风起雨飘的羊肠坡路，你不得不轻移竹竿，留神脚下的曲折蜿蜒。

谁是那一类走得最远的人？

自然是身心平和之人，能安享坦途且能借机力挽狂澜。他们脸色红润，目光明亮，体态壮美，矫健有力。他们别香臭，趋善避凶；知冷暖，起居有常；懂张弛，倦而能睡，醒而神清。

于身，平是一个不偏不倚的状态；于心，平是一份内在的自稳。和则是一个对外的态度，身心有容，不固步自封。

如果你生活在一个平和的环境中，每日作息有节，饮食得度，那不用刻意追求补养或调理，便能得到平和温暖的浸润，于是自然提示我们，要达到平和，首先要中正行事。

然而，月有阴晴圆缺，四季有寒热温凉。在北方，你可曾见过一棵在冬天仍郁郁葱葱的树？或者，一棵在春天呼呼大睡忘记发芽的柳？没有吧。但，想必你身边有不少人，在通宵工作或玩乐，在白天沉睡或打蔫，对不对？这样的一个人，将年何来精气发芽蓄苞？

又提示我们，要达到平和，仅仅中庸还不够，还需有呼应和包容。中医讲五味：酸苦甘辛咸，能和五味者，唯一淡味。淡，因为他的不极端，不固守任一立脚点，而得以宽泛接受与调和五味。有了中庸，更容易懂得去呼应和包容。

也许因为平和是常态，又太接近严苛的传统，太没有新意，面对这个好玩的、纷杂的时代，越来越多的人异化了自己的生活，以好奇心和神秘感，仅为体会别样的冷暖。还有的人认为，天地万象，流光溢彩，多样性才是真实的生活。但大千世界，物种间的寿夭也显然有不同，不信，问一问树阴下摇扇纳凉、门墩边坐晒太阳的祖父母们，什么才最值得守候。

到了那一天，时光把生活的铅华洗净，便有一个接一个的人跑出来说：原来平淡是真。然后，云集人马回头寻找因荒废而斑驳脱落的自然时光。

说到底，要不要平和的生活、平和的体质是一个个人选择的问题，若你认为，体验这一方最为持久的天地是人生真谛，那就来加入吧！

二、做自己身体的农民

平和体质是正常和健康的体质，可谓不偏不倚，内洽，适中。那么，大家都来获得平和体质吧。

从做自己身体的农民开始。

人群之中，红润的脸颊总是特别惹人注意。这些红扑扑的脸颊上，往往镶着一对黑亮的眼睛，与嘴角的笑容相衬勾勒出愉悦的神态；说起话来总是中气十足，喜欢大声的笑，大声的歌唱；他们有匀称、坚固的身体，喜欢运动，并且很少生病。

无论在哪儿，见到这样的人，总是忍不住多看一眼，这些随身带着阳光的人，就是“传说”中的平和体质人。

说平和是一种体质，莫不如说是一种态度，这态度遵循大道至简；尊重内在心愿；尊重人与人的关系；尊重人与自然的关系。饮食起居与天地相合，重新纯朴；精气神在旭日东升之时蓄满，精力充沛；作为与心灵祈愿相和，恬淡从真；与人相亲，待人宽容，不结中气……

进入这样一种状态，看凉秋亦有浪漫，看寒冬亦有冰趣，看炎夏亦有生机，这便是内心里的“四季如春”，于我们的身体所能感受到的，就是舒服。

上苍赐给每个人一片田地，或许肥沃多养，或许贫瘠干涸。这土地，就是我们的身体。在面对身体时，我们纯粹得只剩下一种身份，那就是身体的农民，丰富而简单，只需要做一件事——耕耘健康。平和体质的人，天生就拥有肥沃的田地，却也在于后天的勤奋耕耘，因为没有谁能不劳而获。一个合格的农民必定要读懂大地才能迎来丰收，却有许多人还没有学会读懂自己的身体，所以，总是收获不到健康。

健康的路，还要自己去走，不要急，平心和气慢慢走，直到有那么一天，镜子里的你，皮肤透亮干净，头发乌黑厚密，眼睛流光溢彩，身体柔韧结实、轻灵温婉，你就会看到自己：我很健康！看到平和体质，原来就是看起来很美！

接下来，你不再为便秘而苦恼，你学会了睡觉，睡得如深眠的婴儿如此香甜。每个早晨，你伸着懒腰，从笑容里苏醒，深呼吸，到处都有幸福的味道，用不完的精力已经在体内酝酿，你已经能够微笑的面对流感，看着它像个傻瓜，在你身边溜来溜去，却总是找不到缝隙。这时候，你会告诉自己，平和体质，原来只有一个字，爽！

上苍赐给我们的土地，肥沃也好，贫瘠也好，只要用积极健康的心态去耕耘，来年秋天，还会收获不到美好的景象吗！

平和质总体特征：阴阳气血调和，以体态适中、面色红润、精力充沛等为主要特征。

形体特征：体形匀称健壮。

常见表现：面色、肤色润泽，头发稠密有光泽，目光有神，鼻色明润，嗅觉通利，唇色红润，不易疲劳，精力充沛，耐受寒热，睡眠良好，胃纳佳，二便正常，舌色淡红，苔薄白，脉和缓有力。

心理特征：性格随和开朗。

发病倾向：平素患病较少。

对外界环境适应能力：对自然环境和社会环境适应能力较强。

后篇：人的“病”是否天注定？

一、一切都要从“病”说起

1. 人一直被当作“生物”来治疗

一切都和我们如何认识“病”有关。

准确地说，我们今天关于疾病的观念，主要来自于西方。

在古代欧洲，人们一直认为，导致疾病的一种原因是被魔鬼缠身，因此治病就是要驱散魔鬼，消灭身体内的某种邪恶。这种观念，来源于远古人类对疾病的恐惧和厌恶而产生的想象。

在《荷马史诗》中，疾病就是以魔鬼附体的面目出现的。比如在描绘欧洲中世纪末期爆发的黑死病图画上，黑死病被描绘成死神，手拿镰刀收割生命，或者千奇百怪的鬼魅形象将活人拉入地狱。这一观念延续到现在。比如我们总说“生病”、“有病”、“看病”、“治病”，在电视上，也总是会将细菌描绘成头上长角、口露尖牙的小魔鬼形象。

正是在这样的思维定式下，中世纪的医生们一直把注意力集中到“发现魔鬼，消灭魔鬼”这样的程序上，尽管现代西方人早已走进“理性的阳光”，然而这种观念经过一千多年的积淀，早已根深蒂固。

进入近代以后，生物学家们发现了细菌、病毒、癌细胞，从这时开始，人们知道了疾病并非是“魔鬼”附体。但是，这种视疾病为“外来物”的思维方式只发生了一丁点的变化：“魔鬼”的角色被显微镜下的小东西取代了。为了消灭这些新的“魔鬼”，现代医学发明了各种抗生素、胰岛素乃至化疗这样的新式武器。

今天，我们翻开高等医学院校的教材，就会发现所有医学观念的基础，都建立在一个“病”字上，要认识病理，比如细菌的构造，什么化学物质能杀死细菌；认识人体生理，也是要搞清楚病菌是怎么危害人体的……总之，就是要知道病是怎样“进入”人体的，又该怎样来消灭它。在这样的视野中，“人的病”既是出发点，也是目的地。因此，就头痛医头，脚痛医脚，只需用药物或其他什么手段，将捣乱闯祸的细菌杀死、病毒清除、肿瘤割掉就万事大吉了。

很显然，关于疾病的认识似乎不太对劲，与这个认识相应答的“生物医学模式”也越来越被人们所质疑，医学就这样围绕着疾病不断追杀下去，永无止境吗？

实际上，20 世纪 70 年代末，世界卫生组织就提出了新的医学模式，即：生物—心理—社会医学模式。也就是说，看病的时候，医生不仅要关照到人的生物性，还要充分了解他周围的环境因素、社会因素、心理因素等对健康起到的综合作用。然而，近 30 年过去了，直至今天，需要转换的这两个医学模式还未到位。

举个例子：一个得了肺炎的病人，到了医院以后，医生先用听诊器听肺部啰音，然后从医生手中接过检查单，到放射室照 X 光，排除其他疾病后，开出抗生素，用来消炎退热，再有一些稀释痰液和止咳的药物，直至临床痊愈。整个治疗过程中，医生的目的很清楚，哪儿有问题就治哪儿，治疗肺炎时，肺就是主体，所有治疗和用药都是针对它而言的。这个时候，病人，仍然是被作为生物体来接受治疗的。

而你为什么得肺炎？他为什么不得肺炎？得病之前经过了怎样的前期？或者说这个患者的身体究竟是怎样一种体质？这一切，医生不需要知道，更准确一点说，即使了解了、知道了，对他也没有什么实际意义。把这些“了解”放在哪一个治疗程序里面呢？而得过肺炎的成年人或者孩子，在病间及愈后，出现意志消沉、情绪忧伤等诸多心理感受等预后情况还将带来哪些新的问题等等，更是和治病没有了干系，和医生没有了干系。

还有一个典型的例子。

有一位远房长辈，在我打小记事的时候，就知道他得了一种“打嗝”

的怪病，一天下来不停地打，影响吃饭、影响睡眠。这一打就是四十几年。要是有个着急上火的事儿，这“嗝”也跟着着急。一夜一夜的不得睡觉。看了很多医生，吃了很多调节神经的药物，症状根本不见好转，最后医生告诉他说是“神经官能症”。每每谈起这件事情，老人家就无奈之极，唉声叹气：“都四十几年了，那药啊都吃尽了，甭管它了，管它也没有办法呀!”

那一天，长辈打来电话，叙了一会儿家常，语重心长地对我说，一定要注意身体呀，可别像大爷似的，落下这个毛病，痛苦一辈子。不知为什么，我的头脑中闪现出一个灵感，我对老人说，您这打嗝的毛病我找到原因了，一定是40年前您招了一口怨气，堵下了，没有发泄出来，憋在里面了，后来就不停地打嗝。您想想，得这个病之前有没有这回事儿？大爷想都没想，他说，还真让你说着了。40年前在部队时，连长和指导员因为一件事情，谁也不愿意承担责任，我那会儿是文书，只好把责任扛了下来，但是心里真是憋屈，后来就得了这个病。就是这事儿，大爷憋了40多年，没跟任何人提起过，连你大娘都不知道。现在，老人家的独子给他生了一个孙子，非常可爱、机灵，老人家在面对孙子时，一高兴，打嗝的症状就轻了许多，如果跟老伴儿闹别扭了，这打嗝的老毛病就又回来了……

这个真实的案例，让我想起西方医学之父希波克拉底，在2000多年前曾经说过的一句话：“了解什么样的人得病，比了解一个人得了什么病更重要。”

可是，“治病”的时候如何兼顾人的多种属性呢？怎样将复杂的心理与生理的病变贯穿起来，再给与贯穿的治疗呢？就这一点，在全世界范围内都没有具体的方案，医生即使有想法也没有办法，没有一个可以托付的管道。

旧的医学模式难以转换。

2. 未能完成的人类体质分类

莱布尼茨说：世界上没有两片完全相同的树叶，没有性格完全相同的人。

尼采说：世界上本来没有相同的东西。

我们的长辈说：一母生九子，九子有不同。

物以类聚，人以群分；同气相求；有缘千里来相会……这些话我们也经常说，意思是说生物之间所具有的趋同性。可是，怎样把这些趋同性，或者“同类人”放在治病、保健的领域里划分？怎样找到他们相同的属性和不同的属性？这也是东西方医学摸索了2000多年，一直没有解决的难题。

我们沿着时间的隧道，看看古人曾经走过的路。

在东方，《黄帝内经》里面曾经提出过“阴阳二十五”人，就是划分出来金型人，木型人，水型人，火型人，土型人，找出他们的五种形态，再根据五色的不同区别五种形态……直到找到二十五人的不同。不说它的变化繁杂，一般人很难辨别，根本上是没办法临床使用。

无法想象，当一个病人对医生说：大夫，我是金型人，您给我治疗吧！医生要从什么样的角度考虑这个金型体质？或者说，他要先思考金型体质具体表现有哪些？以及所患疾病的诸多因素，身边变化的要素，遗传性等等。2000多年来，东方医学还是没办法解决这个问题，导致这种方法渐淡渐远了。

到医圣张仲景时代，1800年前，他将一直注重于气质层面的体质分类，踏实地落到了临床。他开始把握和分类：什么人吃什么药？药量是多少？强壮的人可以吃多少附子？体弱的人怎么吃？这已经是体质的范畴。

后来，明清医家也在陆续探寻，指出阳虚之人面色㿠白等等。尽管没有形成系统，但这个时候已经注重临床用药了，而在分型上远没有达到统一化、标准化。

与此同时，比《黄帝内经》略早一点，希波克拉底提出了“气质”的概念，认为气质的不同取决于人体内液体的不同。

他设想人体内有血液、黏液、黄胆汁、黑胆汁四种液体，并根据这些液体混合比例，探究哪一种占优势，借此把人分为不同的气质类型：体内血液占优势属于多血质；黄胆汁占优势属于胆汁质；黏液占优势属于黏液质；黑胆汁占优势属于抑郁质。每种体液又由冷、热、湿、干四种性质相匹配产生。

血液由热和湿配合，所以多血质的人性情像春天一样热情、温润；黏液质是冷和湿的配合，因此黏液质的人多冷漠、无情，如同寒冷的冬天；黄胆汁是热和干的配合，因此胆汁质的人热而躁，就像夏天；黑胆汁是冷和干的配合，因此抑郁质的人冷而躁，好似秋天。

这就形成一个很有意思的现象，不管是东方和西方，都提出要把人分为几种类型，但是这些类型划分出来以后，都成为了医学史中的记载，没有成为在临床上可以应用的东西。尽管古人没有停止对人类体质的追问。

接下来是德国的康得，他提出了以冷血质、热血质来划分体质；后来又到了前苏联生理、心理学家巴甫洛夫开创了“高级神经活动类型学说”，将人分为兴奋型、抑制型、中间型；然后到了日本学者古川竹二等人，在20世纪中期提出了“气质血型说”，根据血型把人分为四种气质类型：

A型血的气质特点是：温和、老实稳妥、多疑、怕羞、顺从、依赖他人、易冲动、受斥责就丧气。

B型血的气质特点是：感觉灵敏，恬静、不怕羞、喜社交、好管事。

AB型血的气质特点是：上述两者的混合型，外表像A，内心像B。

O型血的气质特点是：志向坚强、好胜、霸道、不听指挥、喜欢指使别人、有胆识、不愿吃亏。

关于这些血型与星座的测试网站，每天都有上百万的点击量。东京社会问题研究专家井上博曾说：“现在日本是个血型决定一切的社会，竞选首相首先要亮出你的血型，选择职业要依据血型，吃什么食品要用血型来决定，一切都要血型来证明。”

那么星座与健康，与疾病之间究竟有怎样的联系呢？

实际上，我们能够看到，包括现在最流行的星座与性格、血型与性格的趣味测试，其实都是关于人气质的探讨。在气质的层面上将人的性格、情感、心理分类型，而游离了体质与疾病的关系。所以这些分型无法跟医疗挂钩，没有办法应用到医疗和保健领域。

应该说，关于体质的研究和追寻，东西方医学一直没有中断，这些被历史尘埃淹没的追寻一直飘忽不定，忽明忽暗。直到今天，应该说还停留在两条线索上：一条是科学领域，体质学说虽然作为一门学说存在着，却也仅仅是说法，根本无法指导临床应用；另一条是在民众的生活之中，也仅仅是关于体质好与坏，强与弱的比较而已。

最近几年，各种媒体比较流行一个说法：人分酸性体质和碱性体质。大部分疾病的罪魁祸首都是酸性体质，这些疾病涵盖了当前几乎所有常见病，如高血压、糖尿病、肿瘤，甚至抑郁症等，因此提倡食用碱性食物。

这种说法认为，酸性体质是百病之源，酸性体质的人容易得癌等等。一时间甚嚣尘上，街头巷尾都在议论，大家突然感觉找到了一个方便、实用检验自己健康的方法。

而在2008年9月21号《环球时报·生命周刊》上，你会看到这样一个大标题：酸碱体质纯属谬论。

这篇由新华社发出的文章，详细追问了酸碱体质论的来龙去脉，发现这不过是炮制概念，“忽悠”消费者去买某个品牌保健品的弥天大谎。

3. 被期待的个体化诊疗

在各大医院里，我们习惯于见到这样的画面：面带愁容的病人和家属相伴在医院各个通道里穿行，他们严格按照医生规定的程序，机械地在各个诊室间辗转，急切而紧张地等候着冰冷的仪器所显示出的数据和结果。对于他们来说，身体质量甚至生与死的抉择都将由这些仪器做出判决……

人们渐渐遗忘了使中国人得以繁衍兴旺的中医学，却被仪器勾引了全部的心思，还有多少人关心、思考“我是谁”？当我们的身体轮转于医院的仪器之间，我们是作为“人”，还是作为一部“生物机器”？18世纪欧洲启蒙运动从精神本质上发现并解放了“人”，而我们，是不是又在器械怪圈中重新丢失了“人”？

就如同因为发明了汽车而抛弃的双腿，因为有了类似电话、网络这些发达的通讯工具，而抛弃了人与人之间最直接的感情互动，将来因为“机器人”的发明和科技的更加发达，我们是不是还要准备好废弃我们的思想呢？

在这个物质强大的时代，却在中国人的身体上汇聚成一个巨大的问号：中国人的体质怎么了？

1987年9月6日的《科技日报》，出现过这样一篇文章，标题是：朋友，这付药只属于你！

事实上，健康医学从开始注重的就是人的体质。只是后来慢慢地转变为疾病医学占了主导地位，就像西医是生物医学，只看局部；中医停留在“证”，证占主导地位，一个人来了，你是肺热了，肺寒了，胃寒了，胃热了，这时候的认识还停留在证的层面上，并没有把先天的禀赋、遗传，地理因素充分的考虑进去。你从浙江来，应该怎么开方用药？他从新疆来，怎么开方用药？这就是体质问题。那么证不重要吗？它是作为疾病阶段中的一个表现。但是考虑得多了，必然失去总体体质的考虑。这样走过来，医学研究的视角变了，一个先进的，以人为本的医疗思想慢慢地丢掉了。

无论何时何地，我们都可以这样说，人类的生命现象复杂而多元化。如同一个宇宙。我们可以试着从几个角度来理解。从社会角度来说，人，不单单是一个生物，而是具有社会属性的人，你今天生气了，或者说今天当官，明天不当官了，今天有钱，明天就没钱了，失恋了……这些因素都会影响到精神与情绪，甚至身体健康。

从自然的角度来说，人又是一个自然人，新疆人与杭州人就大不一样。新疆的风沙、日照、风土人情与生活在吴侬软语、烟雨蒙蒙的杭州姑娘是不一样的，所以必然造就出不同的人生。而在内蒙古大草原，在宽阔的草原上驰骋，天苍苍，野茫茫，风吹草低见牛羊，这些造就了游牧民族的剽悍个性，正所谓“一方水土养一方人”。

我们说一个生物的人，胖、矮、高、瘦，都是生物指标所框定的。

而一个人毕竟是由多种因素组成的：生物差异因子、遗传性差异因子、心理差异因子，适应社会环境和自然环境的差异系统……因此人不仅仅是一个生物，也就不单单是由哪些生物指标所决定的。

朋友，正像你和大家都了解的那样，你和他不同，此刻的你和刚才的你也不同。你有只属于你的父母、家庭、出生地；你的嗜好、习惯、血型、气质和性格等等先天和后天的一切，都和他不同。人是一切社会与自然因素的结晶，你是你的一切社会与自然因素的结晶，这一切，构成了你区别与任何其他人的体质。

这篇文字简单易懂，它告诉我们：体质是身体的性格，不同的体质提示着我们身体内的不同真相。因此每个人都应该深入地了解自己，并由此得到“专属”于自己的医疗服务。

比如说一个阳虚的人怕冷，不能吹电风扇，人家开空调，你要用毛巾披上，吃了凉的东西就拉肚子；阴虚的人，正好相反，怕热，空调要调得低一些，性子急，容易冒火，喜欢吃冰凉的东西。这是一个生命现象，这种生命现象在西方医学领域中是不存在的，拉肚子是痢疾，就要找肚子里的杆菌；肺结核就找那个结核杆菌，你是怕冷还是怕热对医生来说没有参考意义。

这就是只管“疾病”不管人。这种人还容易得什么病呢？为什么会有这种生命现象？那个人的生命现象为什么就不一样呢？

直到 2008 年 1 月 8 日，北京，人民大会堂。

这座堪称经典的建筑，见证了又一个特殊的历史瞬间。这天上午，2007 年中国国家科学技术奖励大会在这里隆重举行，国家主席胡锦涛，亲切接见了取得杰出成就的科学家。

在获奖的 200 名科学家当中，王琦教授是唯一的一位研究人体个体差异的中医学家。王琦教授获奖的项目课题是“中医体质分类判定标准的研究及其应用”。

中医体质学，是王琦教授和他的团队经过多年研究，数万例流调后精心构建的，并在临床应用方面得到了进一步拓展。在世人眼里一向显得高深莫测的中医学，终于进入寻常百姓家，同时，中医，从科学的视角，实现了一次新的、时代性的跨越。

当胡锦涛主席走向王琦教授并与他握手时，全场掌声雷动——

二、对话王琦：话说我们的身体问题

1. 你是什么体质？

田　原：当下中国人的体质有哪些问题？比如说肥胖，是一个问题吗？

王　琦：过度肥胖是一种病态。可是，为什么有的人肥胖，有的人就不肥胖呢？从体质学来讲，肥胖是一种体质状态。中医体质学就是从人的形态结构、生理特征、心理特征、病理反应状态这四个方面来揭示个体差异，我把它称之为体质研究的“四要素”，它所反映的整体生命观是前所未有的。在两千多年前的《黄帝内经》里，已经把肥胖人分为三种人——“膏人”、“脂人”和“肉人”。膏人，就是大腹便便，肚子特别大，垂下一大块肉，比如唐朝的安禄山，就是制造“安史之乱”的那个人，史书上说他“腹垂过膝”，就是肚子大得垂过膝盖了，也是有一些夸张吧；脂人是肥而比较匀称的那种人；肉人就是他的肌肉特别结实、丰厚，比如举重运动员。

田　原：这三种不同的肥胖是中国传统医学的认识？

王　琦：传统医学也好，现代医学也好，不仅对肥胖有分类，而且对不同人群都有过体质的区分。早在医学起源时期，应该说，就出现了对体质的认识。西方“医学之父”希波克拉底最早提出了“体液说”，认为人体有4种体液：血液、黏液、黄胆汁和黑胆汁；相对当时的中国，《黄帝内经》里也有土行人、金行人、水行人、火行人、木行人，而且每种人都有各自的说法，土行人是什么样的人，什么样的特征，他的骨骼是什么样的，他的眼睛是什么样的，他的肤色是什么样的？也在把人分类。

田　原：那么为什么要做这种体质分型呢？

王　琦：因为我们的祖先发现：人和人的体质是不一样的。你跟我不同，我跟他不同，世上没有相同的事物，也没有相同的人，这个不相同也就是我们现在所说的个体差异。因为你跟他不一样，所以你容易患的病就不一样，也因为你跟他不一样，所以治疗你的方法也不一样，或者说养生的方法也不一样，这是我们经常强调说的个性化诊疗方式。

田 原：这种个体差异，形成的原因也不一样？

王 琦：就说肥胖吧，也是因人而异的。一种是遗传，一种是后天所得，你营养过盛，运动太少了，自然就发胖，他呢，可能喝凉水都胖，而另外一个人总吃肥肉也不胖。那么这种肥胖体质形成的根本原因是什么？要找到这个根本原因，然后实施辨体论治。

田 原：什么叫辨体论治？我们只知道中医理论当中的辨证论治。

王 琦：不仅要辨证论治，还要有辨体论治。

田 原：这是中医体质学独有的诊疗方法吗？请您介绍一下这种方法是怎样得来的？

王 琦：这就要从体质理论的原理说起。我们知道，原理是揭示事物如何产生形成或者为什么发生的，能够被广泛接受的普遍规律。我在20世纪80年代，提出了关于人体的“体质过程论”、“心身构成论”、“环境制约论”、“禀赋遗传论”四个基本原理。

田 原：具体说来，比如体质过程论？

王 琦：具体地说，体质过程论，是讲人的体质是一种按时相展开的生命过程，比如人从儿童时期到青春期，再到更年期、老年期，表现为若干阶段的演变过程；而心身构成论呢，就是讲人的体质是特定的躯体素质和一定的心理素质的综合体，也就是形神统一，“形”与“神”、“躯体与心理”的关联性；环境制约论，是讲社会环境、生态环境对体质的影响有制约作用，就是要把人看作是社会的人、生态自然中的人；禀赋遗传论，是说一个人从爹妈那里与生俱来的因素，包括种族、家族、婚育等方面，也就是通常说的先天因素。

从这四个方面入手研究人的体质，具有普遍意义，从而推演出各种具体的命题、研究方向、定律，起到提纲挈领的指导作用。

田 原：要是每一个人，都能按照这“四项基本原则”去关照自己的体质的话，好多基本的问题，恐怕自己就都清楚了。那么，是什么原因促使您对中国人体质予以特殊关注的？

王 琦：因为它的普遍性。在多年的临床诊疗实践中，我经常想到一个问题，就是以往，包括现在，我们大家都在研究“病”，反而不去研究“人”，不是“以人为本”，而是“以病为本”，治“病”成了一个最终目的。但事实真相是：病是长在“人”的身体上，不同体质类型的人得不同的病，那么就应该有其不同的治疗方法，而不能一概而论。

2. 做人，先做身体的主人！

田 原：中医体质学，把人分为痰湿体质等九种体质，然后有针对性地研究它的发病及其治疗、养生。回到刚才的关于胖人的话题，他们属于什么体质？

王 琦：是明显的痰湿体质。我先简单描述一下痰湿体质人的特征。首先是肥胖，大腹便便，脸上有油脂，不爽，眼睑上方看上去有些浮肿，可能还有点谢顶，舌苔比较厚腻，常常感到胸闷，痰多。另外痰湿体质人容易出汗，这都是他的一些表征。

这种体质的人，容易得肥胖病、中风、糖尿病、高血压、高脂血症、高尿酸等一些疾病，现代医学把这些病称为“代谢综合征”，所以，就从代谢障碍和胰岛素抵抗方面去解释它的发病原因。

现在有个“共同土壤学说”，是说这几种病是从“共同土壤”里面生出来的。人们过去在治疗疾病时，往往被疾病“牵着鼻子走”，而没有注意到这些疾病的共同背景。研究体质是干什么的？就是研究某种体质的运行跟某些疾病的相关性。但首先要把体质分开来，是阳虚？是阴虚？是痰湿？这些体质容易得什么病？这就是我说的“体病相关论”。

田 原：这些区分，给临床疾病的诊疗上提供了很大的平台，但人们怎么知道自己是什么体质？您通过什么标准确定体质类型？

王 琦：我们开发了体质问卷，问卷都是经过长期调研后推及全国的，起到了一个分类工具的作用。大家想知道自己是什么体质，我会给你发一份问卷，你填完卷子之后，自己对照分数就知道自身是什么体质了。

田　原：知道自己的体质是什么因素形成的，就知道今后要预防哪方面的疾病，掌握如何去调整自己的身体的方向了。

王　琦：对。这种方法比较简单可行。而且是个“治未病”的好方法。对自己的身体有一个客观的认识，学会科学地管理自己，而不是等有病以后，将自己的生命大权全盘交给医生。这也是中医体质学的意义所在。

田　原：刚才您谈到“体病相关论”，就是说什么人容易得什么病？这是中医体质学中的一个重要论点吗？

王　琦：我对体质的研究，主要有三个论点：一个是“体质可分论”，先给它区分开来，就是刚才谈到的九种体质；第二个是“体病相关论”，研究什么样的体质，容易患什么疾病，比如说痰湿体质的人容易得哪些病；第三个是“体质可调论”，是说人的体质既具有稳定性，又具有可变性，体质的偏颇状态是可以通过调节来改变的。

田　原：体质可以调节吗？很多人认为体质形成后改变不了，“体质可调论”在用于治疗时有什么优势？

王　琦：当然，“体质可调论”也要看什么情况，比如一些遗传性疾病，要调整到非常好的程度就很难；而像代谢性疾病、免疫性疾病，这些疾病进行体质调节，效果是相当好的。

比如有的小孩子反复感冒，临床上叫“复感儿”，他父母总是要给他治感冒，发烧了，就给挂吊水，其实不用去治感冒啊，直接调整体质就可以啦。

“复感儿”就是免疫力低下，你先把这个体质虚弱的问题解决了，他就不感冒了。

从这样的角度来讲，我们现在老是不停地治病，等于被疾病牵着走，这完全是被动的；我们研究体质，就是要把被动的疾病治疗，变成主动的体质调节。

田　原：有很多人认为他的糖尿病，他的中风，或是高血压，都是遗传因素带来的，是不可逆转的。

王　琦：这种说法不完全正确，不是人人都得糖尿病的。体质有先天因素和后天因素两方面，后天因素包括饮食习惯、生活规律、心理障碍等等，这些你自己是可以调整的，要知道，后天因素占70%，这是很关键的问题。所以说，有些病是基因问题，是先天问题，你比如说，痛风是痛风体质，糖尿病是糖尿病体质，也是后天引发出来的问题，中医是有办法帮助你的，我们可以指导你平衡，为什么非要病了，才想起来处理呢？

应该说，中医体质学是一套理论体系与具体方法。听起来像给人建立了一个健康档案，知道自己是某种体质，能了解和把握身体未来的健康走向。而治疗思想呢，治“人的病”和治“病的人”，在治疗观上还真的是不一样，这是一个引导和开创医学思想变革的大问题。

再举一个例子，现在很多人有过敏病，到医院你一说过敏了，大夫就给你开化验单，查过敏原。看过化验单子就说了，你属于鱼过敏、虾过敏、鸡毛过敏、粉尘过敏、螨虫过敏……什么都过敏，你去打针，或者吃敏迪、扑尔敏吧。而你问他我为什么过敏？以前为什么不过敏？现在为什么过敏了？医生常常说你是过敏原造成的，没有什么办法解决。那么在我的眼里，你就是过敏体质。那我把你的过敏体质调整了，让你的体质平衡到不过敏的状态，否则的话，因为你永远杜绝不了周围花粉之类的所谓过敏原，你防了这个，那个又来了，你防得过来吗？所以就永远为它苦恼。

田　原：谈到这个话题，我们似乎都要重新思考生命整体活动的本质了。由此可见，“体质可分论”、“体病相关论”、“体质可调论”，不仅具有临床价值，而且意义深远。这样我们就可以理解，为什么东西方学者，都把您的中医体质研究成果，提到了对人类医学贡献这样的高度。也正是通过您创立的这个学科，给西方学者带来了有关生命科学的更深邃、更广义的追问。

王　琦：应该说，自古以来，东西方学者对于如何探索生命的现象和本质都非常重视。而中医体质学，是从整体上把握生命现象，采用了复杂性的科学研究方法，发现了不同体质类型并表达各自反映特征的规律，进而探索其与生命健康、疾病的关系，形成了因人制宜的个体化诊疗和养生保健理论，由此，为现代生命科学研究提供了新的认知方法和体系。

田 原：现在东西方都开始重视体质研究了。

王 琦：中医体质学里面，它有西方式的分析，也有东方式的综合。从西方文化的认识来说，中医体质学的九种体质类型划分标准就是分析的。

根据中医体质学对体质的九种类型划分，你一看就一目了然。你看《红楼梦》，就会想林黛玉是什么样的，睹物伤情啊，落花流泪什么的，你就会看出她是什么体质。

比如说，那个“红楼梦中人”的选秀活动，就应该把小说里面人物的体质算作一条标准，这样选出来的演员，会给人一种符合人物气质的感觉。林黛玉就是整天唉声叹气的——气郁质嘛。

再比如说你怕冷吗？你怕热吗？你说话的声音洪亮吗？你做事着急吗？你容易发脾气吗？

这都是大家司空见惯的一些现象，谁都不太注意并引起深思，但有了这个划分标准，它就给你明确出来了。这些在我们日常生活漫不经心的问题，其实都是你体质的一种类别反映。

3. 人的病和病的人

田 原：您从什么时候开始对中医体质学的研究？当初怎么想到要创立这门学科？

王 琦：从 1976 年到现在，有 30 多年了。那还是在全国中医研究班的时候。当时我的想法就是写一个我今后要研究的东西，将来研究什么就写什么，我认为我要研究体质。

那会儿，记得北京的周边正在闹地震，大家都出去躲了，我跟一个浙江同学盛增秀，我们两个就留在大楼里，为了写“略论中医体质学”这篇文章。

写完之后，就寄到了中医的杂志社，想发表嘛。杂志社的人觉得，中医有藏象学说、经络学说、阴阳学说、五行学说，没听说过有什么体质学说，没这一说！就决定把稿子退了。没想到社里有一位老先生，那天他上班的时候，看那些退稿记录，他说：这个王琦的稿子怎么退了？为什么要退呢？拿来给我看看。我这篇稿子又被追回来了。

看过后老先生说，这是中医里一个非常了不起的认识，我们不发表它还发表什么？

田　原：就这样，关于中医体质学的第一篇论文问世了。

王　琦：从1976年开始，我特别热衷于这个研究，我认为这是中医里一个最亮的智慧，而且是没人做的事业。后来我们就开始写书。就在毕业论文的基础上开始写书，书是小薄本，但是影响特别大，因为它是一个起源的东西，成为后来中医体质学说一个奠基的东西。

田　原：那样的一个历史机缘，您从此与中医体质学较上劲儿了。

王　琦：就是一发不可收了。后来带学生，方向就是两个，首先是体质，然后是男科，轮换着带到现在，从来没中断过。开始时什么都没有，什么科研基金啊，招标啊，都是20世纪80年代才有的，等到带研究生的时候，手里有了国家课题，国家给一些钱，因为没有钱做不了这些研究。于是开始设计流行病调查表，进行流行病调查，搞各种生化指标，生什么病跟什么体形有关系，能够做动物实验，在临床上做干预病人实验，进行大量的文献调查，然后进行梳理。就这样铺开来，做起来了。

田　原：有媒体称——中医体质学架构出了东方生命科学体系，顺应了整个医学发展的总趋势，而且对未来医学发展走向有引领作用。那么，怎么理解未来医学的发展方向问题呢？

王　琦：过去呢，在医生眼里，人体被分解的很细，这是人类医学的进步；但是，反过来看，当你把一个人看作一个个细胞的时候，整体性就出问题了。在一个科学家眼里，人具有其生物本能，不仅有神经啊，血管啊，细胞啊，还有他对自然界、对社会的适应能力、心理态度、价值取向等等。这些东西都被忽略了以后，确实剩下的就是细胞了，哪里有病灶就用药物去对抗哪里。

为什么现在好多问题都解决不了？因为疾病有30000多种，今天出现了这个病，明天又出现了那个病，根本防不胜防啊！

田 原：对啊，现在我们是被动的，而疾病却是主动的，我们永远在疾病后面追。就像灭火的消防队，只能是哪里发生了火灾就去扑救哪里，而不能很好地预防和控制。

王 琦：这个比喻很恰当。我们总是研究病，无穷无尽地研究病，愈研究病愈多，病愈多愈要研究，陷入了一个很无奈的循环。

实践证明，以研究“疾病”为主的医学模式是被动的，面临着诸多困惑。所以我提出的是不仅要研究“人的病”，更要研究“病的人”。

事实情况是，我们面对很多疾病还是没有好办法解决的。比如说，身心疾病，就是身体和心理的多因素疾病，你没有办法用抗生素、用激素来对抗的。一些过敏性疾病，是害怕过敏原的，谁知道哪年、哪月才能把这些个过敏原全部清除掉？我们没有办法清除掉，那这个过敏体质的患者岂不是太痛苦了？什么也不能吃不说，恐怕什么也不能碰了！

从这个意义上讲，我们单纯的研究病，就会遇到很多问题，我们就会永远的困惑下去。因为离开人的整体性，也就离开了他的科学性、人文性、社会性；换句话说，就是人的主体性缺失了。

田 原：我一直这样理解古人讲的天人合一，就是讲人与四时的更替、昼夜交替节律的关系，人的生理状态、生命状态是与之息息相通的。

王 琦：很对的。《内经》讲“因时之序”或者“人与天地相参”，这不是一个简单的问题，是中医学所包含的整体观与自然观，以此全面地看待人体与疾病的关系问题。

人的体质是随环境变化的，你要研究他的社会属性、人文属性和自然属性。也就是说，你要研究人，就必须是在生态条件下，看他是怎么生存、怎么发展的，这样，人的整体状态就出来了。也唯有这样，你才能发现不同地域的人有不同的体质——不同地域的人种，不同地域人的饮食结构、风俗习惯、宗教信仰，是怎样对这些人产生影响，对他体质发生的影响，才能把握住人的整体性，把我们的视角从研究疾病转移到研究人，去抓住“病”和“人”的关系。

你会从这些领域里得到许多过去所没有的新发现。

田　原：就是说一个人的体质变化，与他所处的自然环境、社会环境密切相关。

王　琦：对呀，如果这些方面我们都注意到了，就会把影响体质的种种因素抓住了，针对这些影响因素及其警示，采取相应的措施，就会避免很多的疾病。

4. 学会读懂你的身体

田　原：不仅这次获奖，应该说，中医体质学在国际学术界愈来愈受重视，日本多次翻译出版您的中医体质学著作，并请您去讲学。英国、韩国、荷兰、比利时等国家，也请您讲学治病。您前两年在美国哈佛大学报告厅做了演讲，欧洲中医专家联合会也请您到巴黎做过有关方面的学术报告。在那次国际医学研讨会上，您的报告反响很大。我们想知道您提出了什么观点？

王　琦：我做了关于体质和过敏方面的报告，会后很多学者发表了赞同的观点，把它提到了维护全球公共卫生的高度上了，认为这是从群体医学向个体医学转变的重要理论支撑。

田　原：怎样理解群体医学？

王　琦：什么叫群体医学呢？就是不管你是什么人，得了什么病，都用一样的治疗方法，缺乏个体的针对性。比如只要是得了前列腺炎，就给你用上抗生素，都要这样做的，都是千篇一律的治疗方法，而单为一个人制定的治疗方式是很少的。

田　原：也就是缺少个性化的诊疗方式。

王　琦：对，所以关于个性化诊疗的问题，很多医生也认识到了。比如说，你这个人吃了5毫克磺胺药没有起作用，他同样吃了5毫克，却吃出了问题。这说明什么呢？说明每个人的应对和反应是不一样的，很多的治疗效果也不一样。每个人对疼痛的耐受性也是不一样的，这都是个体差异。这个问题，尽管目前国内很多医生也注意到了，但是没有办法操作，怎么来操作啊？怎么叫个性化啊？1000个病人来了，把每个人都弄成个性模式再进行治疗？这不现实吧。

田　原：中医体质学能够解决这个问题吗？

王　琦：可以这样说，中医体质学是有理论渊源的。两千多年前，医学起源的时候，也就是说，医学从一开始，就注意到了人的体质要分类。因为人类有不同类型的体质现象，所以我们研究这些现象的反应、规律、特点，找到它们之间不同的规律进行分类，模型就出来了，我把它分为九种。

所以说几千年以来，尽管有认识，东西方医学却没有把人体的体质分类做到一个比较科学可行的程度，而中医体质学完成了这个超越。

在对人进行分类方面，西方医学也有很多学术流派——冷血质、热血质学说；还有按A型、B型、O型，人的血型不同，因此每个人的性格也不相同；前苏联科学家巴甫洛夫提出的兴奋型、抑制型、中间型等等。全世界的医学家都是以神经类型来区分，从体液学来区分，从血型来区分。但是，谁拿这个区分去看病？拿这些区分去开方？你说我是兴奋型的，医生的处方怎么开？你说我是抑制型的，我这个处方又怎么开？没有办法的。

田　原：那是单一的、心理的、属于气质方面的东西，和临床还有距离。而中医体质学的九种分类，则能细化地表现出人体的差异性？

王　琦：对，给临床提供很好的基础材料和辨病依据。

你刚才谈到气质，从东方医学来说，《黄帝内经》一开始也是注重这个气质方面问题，比如说，你是金型人，他是火型人，你是勇敢的人，他是怯懦的人……

"形苦志乐，行乐志苦"，写得很清楚，分了很多，大都说明一个问题：心理的、感知的、情感的，都是从气质上表达的，很难说和什么病有关。到张仲景的时候，他提出了强人、弱人的一些概念；明朝、清朝开始讲到了阳虚、阴虚体质，但都表述得比较简单，如"面白阳虚之人，面苍形瘦之人"等。从古代，我们只能看出一个体质思想的基础。

田　原：到了您这里，这些散见的体质观点才得以被系统化与科学化的分型。

王　琦：到1977年，我将体质分成气虚、阳虚、阴虚、痰湿等七种分型。比如说你是气虚型，表现出来就是说话声音很低落，你就容易出汗，容易感冒，爬3层楼就气喘吁吁的。那么根据这种情况，就可以给你调养体质，用什么药，用什么方，这样就会很准确。

田　原：根据体质分型进行诊治时，在临床用药上有什么规律或者原则吗？

王　琦：有啊，这就是我们前面谈到的辨体论治。它的核心思想就是——以体质为背景研究用药，改变体质偏颇，也就是用药物之偏性，调整体质之偏颇。比如阳虚体质的人，以怕寒冷为主，就需要用温性一类的药物；阴虚体质的人怕热，容易上火，就要用滋阴降火一类的药物等等。

5. 抑郁与体质有关

田　原：我们谈一个社会现象，无论在网络上还是在现实生活中，我们经常会听到这样一个词——郁闷。中医体质学怎么看这个现象？

王　琦：对，是郁闷，很形象地说明了一个人心情苦闷的状态。其实，在2002年9月，中医体质学九种体质分类完成之前，我在临床上就观察到了什么呢？就是有很多患者表述说他心情压抑，有心理障碍，感觉有各种各样的烦恼和忧患，生活的很抑郁，精神焦虑，心理负荷过重。

同时，我也从媒体等各个方面了解到，抑郁自杀的人、跳楼的人多了起来，特别是大专院校里面更多。要知道，这样长期“郁闷”下去，这个人即使没有跳楼，肯定也会得病的。这样的人现在越来越多，说明心身疾病也越来越严重了。

田　原：心身医学是近年提出的，可以把它理解为现代人的现代病？

王　琦：对啊，这种病是一个特殊的群体。我们来看1998年世界卫生组织提供的资料——抑郁症已成为导致人类负担最大的第二号疾病。到2003年，中国的抑郁症患者已超过2600万人，预测到2020年，中国精神障碍患者与自杀，将会占疾病总负担的第一位。

田　原：我看过一些资料，说大约50%的女性，在一生中都经历过抑郁症；而在男性中，15%的抑郁症患者死于自杀。

王　琦：他的抑郁和他的特定体质有关。抑郁症病人的病前性格类型，有他的素质基础，可以称之为抑郁素质，这是个特殊群体。很显然，在九种体质中属于气郁质，这类人性格内向、多愁善感、受到挫折易于消极悲观，中医认为是情志不舒，肝气郁结。

田　原：从字面上可以理解为肝郁气滞？也就是精神、心理出了问题？

王　琦：可以这样理解，从此还可以进一步理解到"形神相关论"。

现在我们有必要说一下另外一种体质，特禀质，就是特殊禀赋的体质——容易得先天性疾病、遗传性疾病。

遗传性疾病是一个种群的疾病，就是上代的病遗传给下代的一种病，临床上遗传性疾病很多，有1700多种，比如血友病、舞蹈病、白化病啊。

田　原：白化病是什么样的疾病？

王　琦：就是头发眉毛都是白色的，老百姓叫"阴天乐"的那种。这种病就是遗传下来的。

面对这一类的疾病，你不能简单说他是阴虚或者阳虚吧？也不是气郁能给他解释得了的，只能从"人本"的角度看。中医过去研究的特禀质，谈到禀赋的问题，总会把它当证候来说的，没有从"人本"的角度看问题，如果把这一块丢掉了，就丢掉了很大的一块医学领域。

田　原：如此说来，特禀质的病人，也就找到了实际出路。

王　琦：对，研究的意义也就在于此。比如过敏体质，父亲是过敏体质，就是单亲遗传，如果母亲也是过敏体质，就是双亲遗传，单亲对小孩的遗传率是30%，双亲都是过敏体质，那就是50%以上的遗传。所以在临床上，我们老让人家不吃这个、不吃那个，就是不能解决根本问题。

也有爸爸、妈妈不过敏，小孩却过敏，为什么呢？喂养的问题啊，工业污染的问题啊，化学元素过多的问题啊。中医体质学就从改变体质的角度去探个究竟，而不是发明一种药。

所以说中医体质学理论具有普遍指导意义。因为它对人类的生命给予了更深入的关注。就在于我们提倡研究病的人，或者说，我们在研究人的病的同时也在研究病的人。如果你单纯研究“病”，就很难彻底解决问题。

回到怎样对待“郁闷”的问题上，仅仅从生理或心理上找原因是不够的，必须要注意到他的社会生存环境，来予以整体看待，综合调治。

6. 生命体征的内在秘密

田　原： 中医体质学如何能尽快的造福于病人，作用于大众？

王　琦： 这就涉及到个体诊疗的问题，怎么样把他个体化？世界上也许有一万个病种，却没有一万个相同的人；也不可能一万个病的人，就要有一万个个体诊疗的方法。就好比你跟我，我们两个人就一定有着个体差异性，但这种差异性是有规律的——当这个差异性和那个差异性分离出来的时候，这个人具有了这个差异性，那个人具有了那个差异性，如此进行归类，这叫趋同性。

田　原： 就是把体质相近的人归类在一起。

王　琦： 是的，在研究方法上叫“聚类”，比如把爱笑的人放在一起，把爱哭的人放在一起，他们的共性就出来了。当然这只是打个比方。

田　原： 那么，确定这种趋同性和个体差异性，具体落实的时候要找很多人去做吗？

王　琦： 当然啊。我给你一份报告看，我们已经在全国做了两万多人的调查了，是随机抽样调查的结果，是比较大的样本数。

开展体质的一系列的研究，首先要应用方法学，不仅用传统的方法学，还要用现代的方法学；不仅要研究他的形体，还要研究他的心理，疾病的相关性等等。用流行病学、分子生物学的方法，统计学的方法等等，是多学科交叉的方法，这还是没有人这么综合起来做过的事情。

田　原： 要总结出一种体质的特征，感觉还是很难的？

王　琦： 一种体质的表现，要通过一千多种文献整理，通过不断地梳理特征，然后把这些共性的特征拿出来，才能最后形成一个东西。就拿痰湿体质的特征来说，一共梳理出 168 项，然后把这 168 项放到一个人群里去，通过问卷再调查，结果是，有 87 项是共同的，但是，这 87 项还是很多呀，一个人体质的确立，如果这样麻烦的话，也是不理想的。那么，只能再把这 87 项放到另一个人群里去，再放到人群里，再放到人群里……最后剩下 9 项，是最有代表性的了。

田　原：九种体质，每一种都是这样梳理出来的？这么大的工作量，这么多年一直做下来，最后形成了您的《中医体质分类与判定》标准？

王　琦：是的，是逐渐细化下来的。是通过不断的理论—实践—实践—理论，就是这样互动做下来的，《中医体质分类与判定》标准已被认定为中华中医药学会标准，成为对中医体质类型进行评价的标准化工具，在国内外得到推广应用。《中医体质分类与判定》标准已经连续 3 年进入大学教材，让更多的学生学习并掌握。

田　原：这个分类标准能够帮助人们认识自己的身体，认识我们中华民族的体质特点，也可直接用于健康评估，是吗？

王　琦：当然。这个方法已被应用到社区人群和医院。不久前我应邀为部级干部做中医养生讲座，主要讲体质养生，约有 180 多位领导同志听讲，反映非常好，讲“中医体质养生”，在一般生化物理体检中没有的内容，因此很受欢迎。

这个理论对亚健康、对疑难病症有很大的帮助，亚健康也是群体性的，比方说有个病人疲乏无力、情绪不安、睡不好觉等等，不知道是什么病，就给他划到亚健康的范围里了。

田　原：我理解亚健康，就是指暂时没有对号入座的病名，要等到病已经形成了再确诊，也从中看到了西医学的遗憾。

王　琦：当下，在疾病和健康之间，存有一个巨大的群体，在这个群体里面的人，苦恼、郁闷、不爽、不舒服。可是，在疾病没有完全形成之前，有的人只是机体的抵抗力下降，在一段时间内经常爱感冒，而且是反复感冒，其实，这就是身体要出毛病的信号，就是亚健康状态了。

再说糖尿病，等到哪一天，你餐后血糖达到指标了，就确诊了，可你在糖尿病临界之间，却没有人注意到你啊，你的生命体征没有什么明显的改变，无法给你确诊啊——这也是亚健康的范围。

而用中医体质学来确定的话，就可以运用“体病相关”的理论，如痰湿体质的人易患糖尿病，可以及时进行干预。不同健康人群都可以通过体质分类进行调治。比如当你的体质出现偏颇状态时，就容易心烦、怕热、出汗、上火、牙龈出血、大便干燥，实际上就是一种疾病将要出现的征候，换句话说，疾病的征象已经有了，有时是“石润知雨”，甚至是“山雨欲来风满楼”。

人类的生命体征会告诉我们很多信息，这个生命体征信息是保护身体的，是生命现象在身体上的一些微小的变化，这种表达的异常现象，确实给你提供很多信息。但是这些信息以往没有人去理会它。

田　原：您说的生命体征还包括呼吸、脉搏、血压、体温吗？

王　琦：也包括这些，但主要是指生理上、心理上、外界适应能力上的一种反应状态。

田　原：一般情况下没有人管它，或许是因为没有人读得懂？

王　琦：这些生命体征，一般人是不注意的。

他不舒服，但仪器检查指标没有异常，被认为没有病，医生也不管这摊子事。当下这种人不知道有多少啊？

田　原：或多或少，我们每个人都有透支生命的感觉，已经感觉到不舒服了，但又不知道自己病在哪儿。似乎每个人都有病，但又谁都不知道自己病在哪儿。

我认为这是快餐式现代生活所带来的疾病，短、平、快，甚至急功近利。再加上众多保健品广告都在大做承诺，似乎健康都可以在一夜之间到来。

王　琦：大家都在追求健康快车，要知道，健康没有快车。因为健康到不健康是一个渐进的过程，从不健康到健康也是一个渐进的过程，你怎么能快得起来？吃保健品？维生素是个好东西，可问题是你缺不缺啊？你缺了，补上，它是个好东西，你本来不缺这东西你还补？补钙啊，补锌啊，补肾啊，广告里说好的不得了，关键是，你需要，才是好东西，你不需要，就是附加的累赘。我们讲平衡，有需才有求，没需是不用求的。

田　原：亚健康已经形成了一个庞大群体，致使人们乱买一些药、买一些补品吃，这样引发潜在的一些疾病的同时，也是社会资源的巨大浪费。中医体质学就是教给大众读懂你身体所传递的信息，能够解读身体的密码。

应该让更多的人认识到中医体质学的普适价值。否则越走越背谬，势必付出更多不必要的代价和损失。

王　琦：国家现在也认识到这是很大的问题。这对于国家公共卫生资源将是一笔很大的投入。为了避免国家和民众的损失，我们还得改变观点，更新观念。

现代人把医学看成是治病医学，是疾病医学，那么医学的目的和功能到底是什么？是促进人类的健康，是健康医学。而我们现在投建了这么多医院，培养了那么多的医生，也解决了很多疾病，但是我们却没有办法，把疾病防止在未发生之前！做不到古人说的“上工治未病”。

现在国家科学技术发展规划中，提出将疾病防治重心前移，这就是防患于未然的思想，但是怎么治未病？假如出现疑难病了，我们怎么预防？疾病没有出来之前，我们打疫苗预防，这叫治未病；可是我现在没有这些疑难病的疫苗，怎么治未病？

中医体质学能告诉每一个人的是，作为个体的你，容易得什么病。比如前面我们说了，痰湿体质就容易得高血压、糖尿病、中风等。好，你知道了自己是这种体质，就先用药食改善你的痰湿体质，改变生活方式，先阻断那些病发展的来路。现在一些医院成立了中医治未病中心，主要用我的体质辨识方法进行健康体检，以及高危人群的筛选。所以说，中医体质学说被越来越多的地方推广应用，这也是我们辛苦后面的极大欣慰。

7. 你完全可以活得更好些

田　原：您刚才谈的理论很容易明白。但是，当我们落实到临床中，比方说，遇到一个痰湿体质的人，他还没有得糖尿病或者高血压，我们怎么去干预？

王　琦：我们可以开化痰利湿的方子给他调体，如果他的血压到了临界线，经过调理之后，他的血压就可以得到缓解、稳定了。

田　原：容易感冒的小孩，用您的方法，听说两个月就能调养过来。是他以后不再感冒了，还是阶段性的？

王　琦：从根本上扭转过来了。他不感冒，说明体质就不虚了。记得有一个经常过敏的小孩，患有严重的过敏性鼻炎，都不能上学了，那时是上小学吧，在几年的时间里我把他的体质改变过来了。还有我上次讲的那位记者，还有印象吧？

田　原：是老打喷嚏那位女记者吧？

王　琦：对，她跟我说，她的过敏性鼻炎严重的已经影响到她的事业了。她总是打喷嚏、流清鼻涕，那不是打几个喷嚏呀，一次十几、二十几个的。她说，香港回归的时候，领导已经在考虑，差点不让她去采访了，一把鼻涕一把泪的，那种样子，会影响到中国媒体的形象啊。香港室内外温差很大，更加容易过敏。她说要带很多制止过敏的药，一有感觉马上吃药。可回来后她告诉我说，只吃了我开的调节过敏体质的方药就好了。那些防过敏的药也带着了，根本就没用上。

田　原：这几个例子充分说明，改善体质是最主要的。

王　琦：再比方说中医的一个特色“冬病夏治”。他怎么治？简单说就是温养督脉啊。我们知道督脉是经脉里的太阳经，是人体里的护卫，能挡住外来的侵袭。中医把这个督脉看得很重要的，不少的脊柱疾病都是从这来的。通过天灸的方法温养督脉，用灸的方法激活它，使生命处在一种很好的运行状态。使自身强健起来，就能抵御外邪了。

田　原：“攘外必先安内”。不管用什么样的理论，让中华民族的体魄强健起来，这个意义就大了。美国、日本的医疗支出都已经不堪重负，我们国家也在承受着巨额医疗费用。

王　琦：目前我国 15 岁以上人群高血压的发病率为 11.26%，我国现在糖尿病发病人数四千万左右，已居世界第三，糖耐量低减患病率近10%，就是说达到临界了，快速往上长啊。为什么往上长？主要是没有治未病。如果几万个、几十万个糖尿病人被逆转在未病里，我们的医疗费用就会大幅度地下降，个人、家庭以及国家的负担都会大大地减轻了。

田　原：看来治未病确实是根本扭转的办法。那种围剿性的治疗，给人体带来很大的负面作用。还有对抗治疗，阑尾炎可以切掉阑尾，扁桃体炎可以切掉扁桃体，那么得了神经病能把他的脑袋切掉吗？

王　琦：得了阑尾炎切掉阑尾，扁桃体炎切掉扁桃体，这是西方医学的高明之处。但是，扁桃体是呼吸道的第一道防线，切掉了，这道防线就没有了。身体的任何组织都是有用的，你扁桃体切除了，这道防线没有了，心肌炎就多起来了。

田　原：人体组织的关系是如此密切？

王　琦：当然，有的东西你不切掉也不行，比如有些肿瘤、坏疽是要切除的。但是，不能哪个器官都可以切掉呀，人体的器官各有各的作用，机器的零件若出现问题可以换掉，但是人体的器官是不可以随便替换的。

中国医疗界现在滥用抗生素、激素现象严重。很多人只要一生病就用抗生素、激素，带来很多后遗症，细菌变异的多了，对抗生素的耐药性也强了，这就是滥用抗生素的后果。SARS病虽然治好了，其他相关病却来了，骨质疏松就是激素的后遗症。所以就算SARS治好了，病人却失去了自理能力，这个治疗价值怎么样呢？

田　原：二战以来，抗生素确实挽救了很多生命，但是从今天来看，也带来了安全性的问题，美国在反思20世纪的10件错事的时候，就把滥用抗生素算了进去，是沉痛的教训让他们清醒过来了。

王　琦：现在，美国人对使用抗生素很慎重，一个人发烧39℃了，医生会告诉你喝开水，再来，让你喝橙汁，3天之内不让你用药，他不会听患者的。一个感冒，抗生素就用上去，这在美国是绝对不可以的，想吃什么药开什么药？绝对不可能。中国人可不就是这样吗？滥用抗生素，有点小病就静脉输液，长驱直入，那么寒凉的东西往血管里输，那是随便输的吗？输入的后果想到了没有？

所以说，要紧的是我们的观念问题，必须尽快改变。

达尔文的进化论是说生物的进化，现代人的一些体能不是在进化，而是在退化，是我们把自己身体的能动性都给放弃了。

田　原：但愿更多的人能够读懂自己的体质，让生命焕发出健康的光彩。

附　录

中医体质分类与判定自测表

（中华中医药学会标准）

1. 判定方法

回答《中医体质分类与判定表》中的全部问题，每一问题按 5 级评分，计算原始分及转化分，依标准判定体质类型。

原始分＝各个条目的分值相加。

转化分数＝［（原始分－条目数）/（条目数×4）］×100

2. 判定标准

平和质为正常体质，其他 8 种体质为偏颇体质。判定标准见下表。

平和质与偏颇体质判定标准表

体质类型	条　　件	判定结果
平和质	转化分≥60 分	是
	其他 8 种体质转化分均＜30 分	
	转化分≥60 分	基本是
	其他 8 种体质转化分均＜40 分	
	不满足上述条件者	否
偏颇体质	转化分≥40 分	是
	转化分 30～39 分	倾向是
	转化分＜30 分	否

3. 示例

示例 1：某人各体质类型转化分如下：平和质 75 分，气虚质 56 分，阳虚质 27 分，阴虚质 25 分，痰湿质 12 分，湿热质 15 分，血瘀质 20 分，气郁质 18 分，特禀质 10 分。根据判定标准，虽然平和质转化分≥60 分，但其他 8 种体质转化分并未全部<40 分，其中气虚质转化分≥40 分，故此人不能判定为平和质，应判定为是气虚质。

示例 2：某人各体质类型转化分如下：平和质 75 分，气虚质 16 分，阳虚质 27 分，阴虚质 25 分，痰湿质 32 分，湿热质 25 分，血瘀质 10 分，气郁质 18 分，特禀质 10 分。根据判定标准，平和质转化分≥60 分，且其他 8 种体质转化分均<40 分，可判定为基本是平和质，同时，痰湿质转化分在 30～39 分之间，可判定为痰湿质倾向，故此人最终体质判定结果基本是平和质，有痰湿质倾向。

4. 表格

阳 虚 质

请根据近一年的体验和感觉，回答以下问题	没有（根本不）	很少（有一点）	有时（有些）	经常（相当）	总是（非常）
(1) 您手脚发凉吗?	1	2	3	4	5
(2) 您胃脘部、背部或腰膝部怕冷吗?	1	2	3	4	5
(3) 您感到怕冷、衣服比别人穿得多吗?	1	2	3	4	5
(4) 您比一般人耐受不了寒冷（冬天的寒冷，夏天的冷空调、电扇等）吗?	1	2	3	4	5
(5) 您比别人容易患感冒吗?	1	2	3	4	5
(6) 您吃（喝）凉的东西会感到不舒服或者怕吃（喝）凉东西吗?	1	2	3	4	5
(7) 您受凉或吃（喝）凉的东西后，容易腹泻（拉肚子）吗?	1	2	3	4	5
判断结果：　□是　□倾向是　□否					

阴虚质

请根据近一年的体验和感觉，回答以下问题	没有（根本不）	很少（有一点）	有时（有些）	经常（相当）	总是（非常）
（1）您感到手脚心发热吗？	1	2	3	4	5
（2）您感觉身体、脸上发热吗？	1	2	3	4	5
（3）您皮肤或口唇干吗？	1	2	3	4	5
（4）您口唇的颜色比一般人红吗？	1	2	3	4	5
（5）您容易便秘或大便干燥吗？	1	2	3	4	5
（6）您面部两颧潮红或偏红吗？	1	2	3	4	5
（7）您感到眼睛干涩吗？	1	2	3	4	5
（8）您感到口干咽燥、总想喝水吗？	1	2	3	4	5
判断结果：　□是　□倾向是　□否					

气虚质

请根据近一年的体验和感觉，回答以下问题	没有（根本不）	很少（有一点）	有时（有些）	经常（相当）	总是（非常）
（1）您容易疲乏吗？	1	2	3	4	5
（2）您容易气短（呼吸短促，接不上气）吗？	1	2	3	4	5
（3）您容易心慌吗？	1	2	3	4	5
（4）您容易头晕或站起时晕眩吗？	1	2	3	4	5
（5）您比别人容易患感冒吗？	1	2	3	4	5
（6）您喜欢安静、懒得说话吗？	1	2	3	4	5
（7）您说话声音低弱无力吗？	1	2	3	4	5
（8）您活动量稍大就容易出虚汗吗？	1	2	3	4	5
判断结果：　□是　□倾向是　□否					

痰湿质

请根据近一年的体验和感觉，回答以下问题	没有（根本不）	很少（有一点）	有时（有些）	经常（相当）	总是（非常）
(1) 您感到胸闷或腹部胀满吗？	1	2	3	4	5
(2) 您感到身体沉重不轻松或不爽快吗？	1	2	3	4	5
(3) 您腹部肥满松软吗？	1	2	3	4	5
(4) 您有额部油脂分泌多的现象吗？	1	2	3	4	5
(5) 您上眼睑比别人肿（上眼睑有轻微隆起的现象）吗？	1	2	3	4	5
(6) 您嘴里有黏黏的感觉吗？	1	2	3	4	5
(7) 您平时痰多，特别是咽喉部总感到有痰堵着吗？	1	2	3	4	5
(8) 您舌苔厚腻或有舌苔厚厚的感觉吗？	1	2	3	4	5
判断结果：　□是　□倾向是　□否					

湿热质

请根据近一年的体验和感觉，回答以下问题	没有（根本不）	很少（有一点）	有时（有些）	经常（相当）	总是（非常）
(1) 您面部或鼻部有油腻感或者油亮发光吗？	1	2	3	4	5
(2) 您容易生痤疮或疮疖吗？	1	2	3	4	5
(3) 您感到口苦或嘴里有异味吗？	1	2	3	4	5
(4) 您大便黏滞不爽、有解不尽的感觉吗？	1	2	3	4	5
(5) 您小便时尿道有发热感、尿色浓(深)吗？	1	2	3	4	5
(6) 您带下色黄（白带颜色发黄）吗？(限女性回答)	1	2	3	4	5
(7) 您的阴囊部位潮湿吗？(限男性回答)	1	2	3	4	5
判断结果：　□是　□倾向是　□否					

血瘀质

请根据近一年的体验和感觉，回答以下问题	没有（根本不）	很少（有一点）	有时（有些）	经常（相当）	总是（非常）
(1) 您的皮肤在不知不觉中会出现青紫瘀斑（皮下出血）吗？	1	2	3	4	5
(2) 您两颧部有细微红丝吗？	1	2	3	4	5
(3) 您身体上有哪里疼痛吗？	1	2	3	4	5
(4) 您面色晦黯或容易出现褐斑吗？	1	2	3	4	5
(5) 您容易有黑眼圈吗？	1	2	3	4	5
(6) 您容易忘事（健忘）吗？	1	2	3	4	5
(7) 您口唇颜色偏黯吗？	1	2	3	4	5
判断结果： □是 □倾向是 □否					

特禀质

请根据近一年的体验和感觉，回答以下问题	没有（根本不）	很少（有一点）	有时（有些）	经常（相当）	总是（非常）
(1) 您没有感冒时也会打喷嚏吗？	1	2	3	4	5
(2) 您没有感冒时也会鼻塞、流鼻涕吗？	1	2	3	4	5
(3) 您有因季节变化、温度变化或异味等原因而咳喘的现象吗？	1	2	3	4	5
(4) 您容易过敏（对药物、食物、气味、花粉或在季节交替、气候变化时）吗？	1	2	3	4	5
(5) 您的皮肤容易起荨麻疹（风团、风疹块、风疙瘩）吗？	1	2	3	4	5
(6) 您的皮肤因过敏出现过紫癜（紫红色瘀点、瘀斑）吗？	1	2	3	4	5
(7) 您的皮肤一抓就红，并出现抓痕吗？	1	2	3	4	5
判断结果： □是 □倾向是 □否					

气 郁 质

请根据近一年的体验和感觉，回答以下问题	没有（根本不）	很少（有一点）	有时（有些）	经常（相当）	总是（非常）
（1）您感到闷闷不乐、情绪低沉吗？	1	2	3	4	5
（2）您容易精神紧张、焦虑不安吗？	1	2	3	4	5
（3）您多愁善感、感情脆弱吗？	1	2	3	4	5
（4）您容易感到害怕或受到惊吓吗？	1	2	3	4	5
（5）您胁肋部或乳房胀痛吗？	1	2	3	4	5
（6）您无缘无故叹气吗？	1	2	3	4	5
（7）您咽喉部有异物感，且吐之不出、咽之不下吗？	1	2	3	4	5

判断结果：　□是　□倾向是　□否

平 和 质

请根据近一年的体验和感觉，回答以下问题	没有（根本不）	很少（有一点）	有时（有些）	经常（相当）	总是（非常）
（1）您精力充沛吗？	1	2	3	4	5
（2）您容易疲乏吗？ *	1	2	3	4	5
（3）您说话声音低弱无力吗？ *	1	2	3	4	5
（4）您感到闷闷不乐、情绪低沉吗？ *	1	2	3	4	5
（5）您比一般人耐受不了寒冷（冬天的寒冷，夏天的冷空调、电扇等）吗？ *	1	2	3	4	5
（6）您能适应外界自然和社会环境的变化吗？	1	2	3	4	5
（7）您容易失眠吗？ *	1	2	3	4	5
（8）您容易忘事（健忘）吗？ *	1	2	3	4	5

判断结果：　□是　□基本是　□否

（注：标有 * 的条目需先逆向计分，即：1→5，2→4，3→3，4→2，5→1，再用公式转化分）